Pulsierende Magnetfelder

Heilende Kräfte für Mensch und Tier

Hans-Dieter Wagner

spitta verlag
Spitta Verlag GmbH
Ammonitenstraße 1
72336 Balingen

Anschrift des Autors:

Hans-Dieter Wagner
Mondstraße 2
85609 Aschheim

Die Deutsche Bibliothek – CIP-Einheitsaufnahme
Pulsierende Magnetfelder : Heilende Kräfte für Mensch und Tier / Hans-Dieter Wagner. -
Balingen : Spitta-Verl., 2001
ISBN 3-934211-22-4

Satz: Silber Druck, Niestetal-Heiligenrode
Druck: Vebu Druck, Bad Schussenried

Inhalt

Danksagung

Mein Dank gilt allen, die mich bestärkt und unterstützt haben, dieses Buch zu schreiben. Ebenso danke ich all jenen Anwendern, die mit den zur Verfügung gestellten Erfahrungsberichten erst Leben in dieses Buch gebracht und damit den Nachweis erbracht haben, dass die Behandlung mit pulsierenden Magnetfeldern einen festen Platz in den Bereichen Vorsorge und Therapie eingenommen hat, sowie Herrn Binder von der Firma Pamatron, der Fotos und Berichte zur Verfügung stellte.

Danken möchte ich auch den Geschäftspartnern der Firma Wagner Therapiesysteme, besonders Frau Gabriele Sielmann für ihre Arbeiten im Bereich der kombinierten Magnetfeldanwendung in Zusammenhang mit Akupunktur, Farbakupunktur und Chakrenbehandlung. Mein besonderer Dank geht außerdem an Herrn Dr. med. dent. Thorsten Hüttermann, der das Kapitel »Magnetfeldtherapie in der Zahnheilkunde« verfasste. Er verhilft damit der Dentalmedizin zu neuen Impulsen.

Dem Verlag danke ich für seine spontane Entscheidung, in das Abenteuer Magnetfeldtherapie einzusteigen; Frau Witzstrock und Frau Dr. Tahir für ihre Unterstützung und Hilfe sowie Frau Schmidt für die Lektoratsarbeit.

Nicht zuletzt geht mein ganz besonderer Dank an meine Familie, die mir den Rücken freigehalten hat und es mir dadurch ermöglichte, die zum Schreiben notwendige Zeit zu finden.

Markt Schwaben, im März 2001

Hans-Dieter Wagner

Vorwort

Dass sich viele Menschen mehr und mehr den alternativen Therapieformen zuwenden, mag sicherlich mehrere Gründe haben. Zum einen glauben viele, dass die Schulmedizin bei zahlreichen gesundheitlichen Störungen an ihre Grenzen gestoßen ist. Auch hat die Reform des Gesundheitswesens zu einer verstärkten Sensibilität gegenüber dem Erfolg oder Misserfolg einer medizinischen Behandlung geführt. Zum anderen beginnen sich auch Behandler langsam aus dem Teufelskreis von Gebührenordnung und Budgetierung zu lösen und bieten verstärkt budgetunabhängige Methoden an.

Dies wird nicht nur die verstärkte Eigenverantwortlichkeit aller Beteiligten fördern, sondern auch zu mehr Qualität innerhalb der medizinischen Versorgung führen. Der Markt »Gesundheit« entwickelt sich vom früher reinen Versorgungsmarkt zum Verbrauchermarkt mit allen marktrelevanten Begleitkriterien. Der Behandler wird damit in Zukunft immer mehr nach marktrelevanten Kriterien wie Wartezeiten oder Gesprächsbereitschaft beurteilt und nicht zuletzt auch am Therapieerfolg gemessen.

Dabei wird der ganzheitliche Aspekt von Seele, Geist und Körper den ihm zugedachten integrativen Therapiecharakter eher verstärken. Wer hätte wohl noch vor zehn Jahren gedacht, dass sich ein praktizierender Zahnarzt als Ganzheitsmediziner darstellt, bei einer Bissfehlstellung einen Wirbelsäulendefekt aufspürt – und diesen dann auch noch osteopathisch behandelt?

Die optimierte Form der Magnetfeldtherapie stellt innerhalb dieser Veränderung des Gesundheitssystems die Verbindung zu einer ganzheitlichen Betrachtungsweise her und baut eine Brücke zwischen Schulmedizin und Naturheilkunde – wohl auch deswegen, weil sich aufgrund der kombinierbaren Einsatzmöglichkeiten mit anderen Therapien bisherige Erfolge verbessern lassen und dadurch der komplementäre Gedanke wieder an Bedeutung gewinnt. Das vorliegende Buch soll dazu beitragen, diese ganzheitliche Sichtweise weiter zu verbreiten.

Markt Schwaben, im März 2001

Hans-Dieter Wagner
Dr. med. dent. Thorsten Hüttermann

Magnetismus als Elementarenergie

»Die magnetische Energie ist die elementare Energie, von der das gesamte Leben des Organismus abhängt.«
(*Werner Heisenberg*, 1901–1976, Nobelpreis für Physik)

Der »Lieferant« dieser magnetischen Energie ist – neben der magnetischen Strahlung aus dem Kosmos – das Erdmagnetfeld. Jede Lebensform bedient sich ausschließlich aus diesem Energiepool mit magnetischer Energie. Diesen Biomagnetismus benötigt jedes Lebewesen zu seiner Entwicklung und letztendlich zur Regulierung körpereigener Heilkräfte.

Wie und wo das Erdmagnetfeld entsteht, ist erst seit kurzer Zeit erforscht. Das Wissen um dessen Existenz reicht aber weit zurück:

- Vorchristliche Kultstätten wurden auf »Orte der Kraft« gebaut.
- *Aristoteles* (627–547 v.Chr.), griechischer Philosoph, veröffentlichte eine Abhandlung über die »Immaterialität der Kraft«.
- In einem chinesischen Wörterbuch findet sich bereits 121 n.Chr. ein Eintrag zum Magnetismus.
- Um 300 n.Chr. gab es in China Berichte über Magnetismus als Richtungsweiser.
- *Are Frode* entdeckte Island im Jahr 1090 n.Chr. und berichtete über dort gefundene Magnetsteine.
- *Paulus Venetus,* Seefahrer, soll um 1260 angeblich den Kompass entdeckt haben.

- *William Gilbert* (1540–1603), Arzt, begründete die Lehre vom Erdmagnetismus.
- *Simon Stevin,* Mathematiker und Ingenieur, veröffentlichte 1634 die Abhandlung »Gravitation und Magnetismus«.
- *Sthanasie Kircherl* (1643–1667), Schüler Mesmers, stellte Forschungen über den Erdmagnetismus an.
- *Edmond Halley* (1656–1742), Astronom, unternahm u.a. Versuche mit Erdmagnetismus.
- *Andreas Celsius,* Physiker und Astronom, nach dem die Maßeinheit für Temperatur benannt wurde, unternahm im Jahr 1740 Versuche mit Magnetismus.
- *Karl-Friedrich Gauß* (1777–1855), Physiker, Mathematiker und Astronom, erstellte einen Atlas des Erdmagnetismus und berechnete den magnetischen Nordpol. Sein Name wurde früher als Maßeinheit für die magnetische Feldstärke benutzt.
- *Nikola Tesla* (1856–1943) entdeckte die körperdurchfließenden Wechselfelder. Sein Name dient heute als Maßeinheit für magnetische Feldstärke.

Heute weiß man, dass gewaltige Ströme von Materie im Kern der Erde nach dem Prinzip eines sich selbst erhaltenden Dynamos von Magnetfeldern begleitet werden. Angedeutet wird auch die Verbindung zur Zentrifugalkraft als so genannter thermischer Auftrieb im Schwerefeld der Erde.

Diese Ströme bilden unter der Erdkruste unregelmäßige Wirbel, die mit etwa 1 mm/Sekunde in westliche Richtung driften. Dabei wandert die Achse des Erdmagnetfeldes jedes Jahr um zirka 0,18 Grad von Ost nach West. Dies könnte bedeuten, dass im 22. Jahrhundert der magnetische Nordpol Richtung Nordsibirien wandert. Derzeit liegt der magnetische Nordpol noch im Gebiet

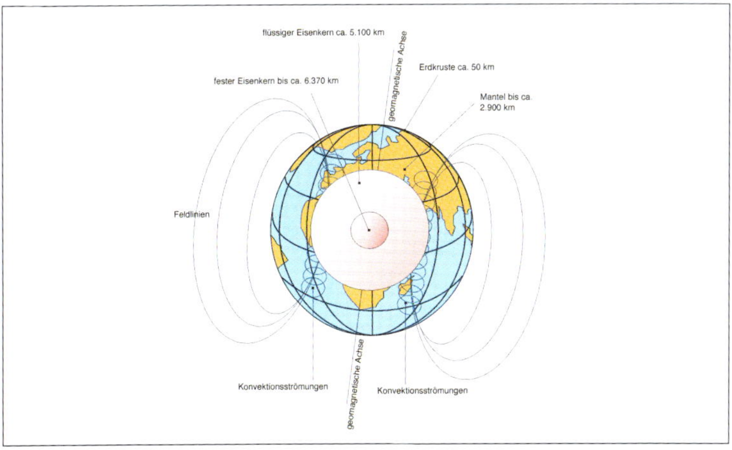

Abb. 1: Das Zentrum der magnetischen Energie liegt im Mittelpunkt der Erde. (Zeichnung: *H.-D. Wagner*)

des arktischen Archipels. Die lebensnotwendige Bedeutung des Erdmagnetfeldes besteht in der Abschirmung der schädlichen Korpuskularstrahlung aus dem Weltraum.

Die *Stärke des Erdmagnetfeldes* wird häufig noch in Gauß angegeben. Zunehmend gilt jedoch die Maßeinheit Tesla.

Stärke des Erdmagnetfeldes	49.000 nT (Nanotesla) oder 0,49 Gauß
Alter der Erde	ca. 4,6 Mrd. Jahre
Alter des Erdmagnetfeldes	ca. 3,5 Mrd. Jahre

Magnetische Feldlinien, die durch die Dynamik des Erdmagnetismus entstehen, dienen in Verbindung mit dem so genannten »Magnetischen Organ« vielen Lebewesen vermutlich als Navigations- bzw. Orientierungshilfe.

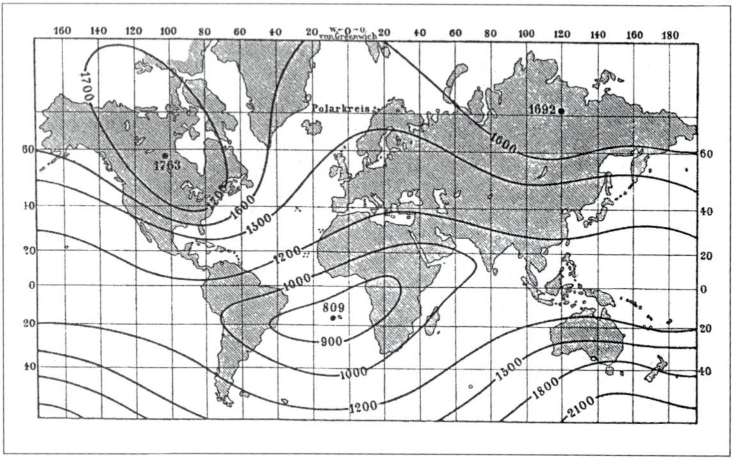

Abb. 2: Karte der isodynamischen Feldlinien für das Jahr 1835
(Quelle: Meyers Lexikon von 1898)

Die Verteilung der totalen erdmagnetischen Kraft über die Erdoberfläche konnte bereits um 1830 durch die so genannten *isodynamischen Feldlinien* dargestellt werden.

Ohne Erdmagnetfeld gäbe es kein Leben auf diesem Planeten.

Der Einfluss von Störfeldern auf den Organismus

Grundsätzlich hätte ein gesunder Organismus genügend Umsetzungskräfte aus der ihn umgebenden Bioenergie, um die Regulierung aller körpereigenen Heilkräfte zu gewährleisten. Kommt es jedoch zur Blockade oder Reduzierung dieses Energiepotenzials, wird die Homöostasis des Körpers nachhaltig gestört. Es entsteht ein Energiedefizit, das zu einem Verlust an Vitalität und

Spannkraft oder sogar zu gesundheitlichen Störungen führen kann.

Energiemangel ist die Krankheitsursache Nummer eins.

Inzwischen sind Einflüsse von geopathologischen Störfeldern (Erdstrahlen und technische Störfelder) auch der Schulmedizin bekannt. Hinzu kommen Umweltbelastungen über Toxine aller Art. Das gegenseitige Hochschaukeln dieser Faktoren bildet den Hintergrund für die zunehmenden Krankheitsbilder, die unter dem Sammelbegriff »Umweltkrankheiten« mehr oder weniger bekannt sind.

Studie mit 1.344 Patienten

Vom »Berufsfachverband der Geopathologen e.V.« wurden in einer groß angelegten Studie in Zusammenarbeit mit Ärzten und Heilpraktikern 1.344 Patienten mit Störfeldbelastungen untersucht.

Dabei wurde sowohl die Art der Störfelder ermittelt als auch die diagnostizierten Krankheitsbilder diesen Störfeldern zugeordnet. Ebenfalls wurden alle festgestellten Krankheitsbilder nach Gruppen und Fallhäufigkeit exakt aufgeführt. Dies ist wohl eine der umfangreichsten Studien, die auf diesem Gebiet bislang erstellt wurden.

Interessant ist die Tatsache, dass die ermittelten Krankheitsbilder mit den Statistiken über die Häufigkeit von Krankheiten, die vom Bundesgesundheitsministerium und den Krankenkassen veröffentlicht wurden, weitestgehend übereinstimmen.

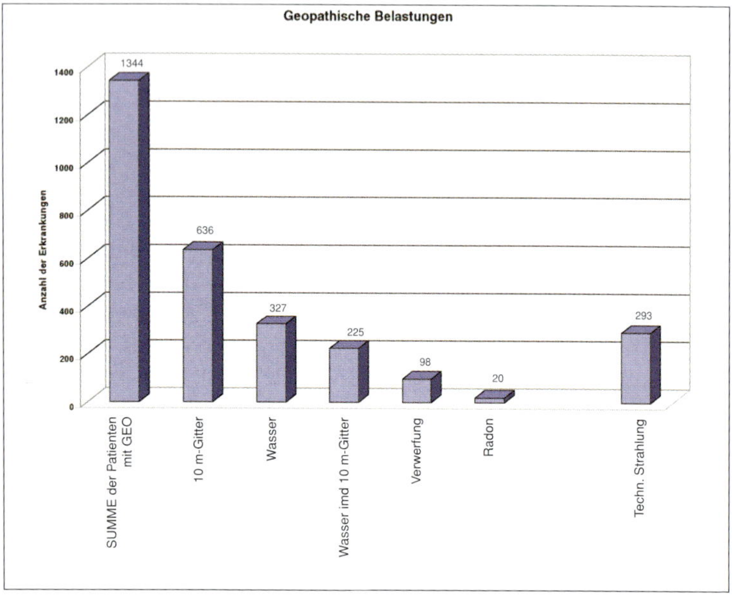

Abb. 3: Krankheitssymptome, nach Störfeldern zusammengefasst (Grafik: Berufsfachverband der Geopathologen e.V./*U. und W. Daun, A. Kopschina*)

Störfelduntersuchung als Krebsvorsorge

Aus der Fülle der über 1.000 Untersuchungsergebnisse von vier Geobiologen berichtete *Dr. Horst W. Preiss* ausführlich in einer Veröffentlichung in der »CO'med« (Fachmagazin für Komplementärmedizin).

Dabei wurden die Dokumente zu Krebserkrankungen selektiert und nach den vorgefundenen Störzonen aufgeschlüsselt. Nahezu alle 612 Krebsfälle wurden von Ärzten überprüft und diagnostiziert. Besonders zu erwähnen seien hier die häufigen Krebsfälle bei Kindern.

Folgende *Störzonen* wurden in dieser Studie als besonders gesundheitsschädigend bezeichnet:

- Gitternetze
- Wasseradern bzw. Ankündigungsstreifen von Wasseradern
- Erzadern
- technische Störfelder

Beide Untersuchungen zeigen, dass geopathologische und technische Reizzonen die positiven Auswirkungen des Erdmagnetfeldes in negative verwandeln können. Neben eventuellen chemisch-toxischen Belastungen finden daher geopathologische und baubiologische Untersuchungen immer mehr Zugang in die medizinische Ursachenforschung. Nicht von ungefähr wurde das Zusatzfach »Umweltmedizin« schon vor einigen Jahren ins Leben gerufen.

Historisches zum Heilmagnetismus

Schon sehr früh erkannte die Menschheit, dass Erzgestein, von dem eine magnetisierende Wirkung ausgeht, eine wohltuende, ja sogar »heilende« Wirkung auf den Körper ausübt. Aufzeichnungen darüber reichen bis weit in die vorchristliche Zeit zurück.

- Ägyptische Aufzeichnungen über »Heilende Steine«, ca. 800 v.Chr.
- *Aristoteles* (627–547 v.Chr.), griechischer Philosoph: »Seele und Magnetstein«
- *Hippokrates* (460–377 v.Chr.), griechischer Arzt, gilt als Vater der Heilkunde

- *Paracelsus (Theophrastus B. von Hohenheim)* (1494–1541), Mitbegründer der Naturheilkunde
- *Peter von Blois (Petrus Blesenius)* (1135–1200), Naturheiler
- *Franz Anton Mesmer* (1733–1815), Verfechter des tierischen Magnetismus (Mesmerismus)
- *Guillaume B. Duchenne* (1806–1875), Arzt und Erfinder der »Elektrotherapie«
- *Charles Lafontaine:* Versuche an Eidechsen 1849
- *Friedrich Eduard Bilz* (1842–1922): Magnetheilungen durch so genannte Magnetopathen
- *Dr. med. L. Laszky,* Arzt und Buchautor: »Die magnetischen Kräfte des Menschen«, 1922
- *Dr. med. H. Spude,* Arzt und Buchautor: »Magnetische Kraftlinien bei Krebs«, 1938
- *Bruno Gröning,* Medium für Fernheilung und Buchautor: »Heilstrom und seine Wirkung«, 1951

Bruno Gröning sprach zum Beispiel von einer »heilenden« Wirkung des »kosmischen Kraftstroms«. Er sah sich gleichzeitig als Empfänger und Sender für diese Kraftströme. Nach *Gröning* könne der Mensch – vermutlich als medialer Zwischenträger – die Heilkraft der kosmischen Kraftströme auch an andere Individuen weitergeben.

Innerhalb vieler »Heilsitzungen« wurde von unabhängigen Kommissionen die heilende Wirkung bestätigt. Nicht nur das, *Gröning* konnte diese Heilkraft auch anderen Menschen zugänglich machen. Eine Erklärung über das Warum und Wieso bleibt die Wissenschaft allerdings bis heute noch schuldig. Ein Beweis mehr, dass es trotz moderner Technik immer noch Unerklärbares gibt. Die Folge: Immer dann, wenn etwas nicht verstanden werden kann, besteht auch ein Erklärungsdefizit. Es ist wohl allzu

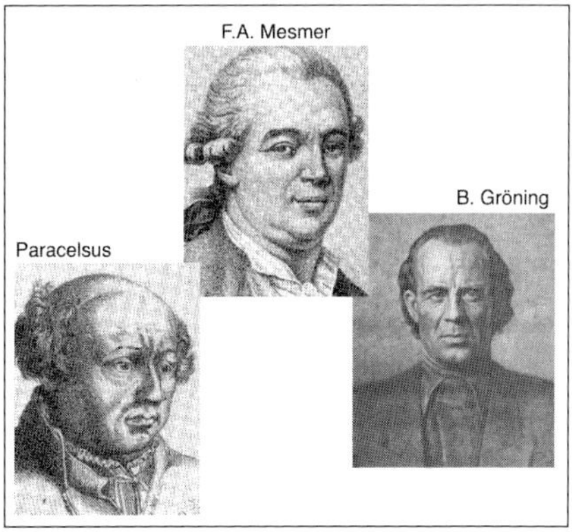

Abb. 4:
Paracelsus, F.A. Mesmer, B. Gröning (Quelle: Archiv Fa. Wagner Therapiesysteme)

menschlich, wenn sich aus diesem Notstand heraus – trotz nachgewiesener Tatsachen – eine Ablehnung entwickelt. Der Drang nach Wissenschaftlichkeit wird wohl auch in Zukunft diese Kreativität eher bremsen als fördern. Besserung kann hier nur ein steigendes Selbstbewusstsein innerhalb der Alternativmedizin und bei deren Vertretern bringen.

Gegen Ende des 19. und Anfang des 20. Jahrhunderts wurden erste Versuche unternommen, Geräte zur Abgabe gepulster Magnetfelder zu bauen. Die damaligen *»Magnetfeldmaschinen«* machten jedoch eher den Eindruck mittelalterlicher Folterapparate als von Therapiegeräten. Gleichwohl trugen einige dieser Apparaturen schon die Grundzüge moderner Spulengeräte, die heute noch erfolgreich im Einsatz sind.

Ohne genaue Kenntnis über Ionisierung und magnetische Impulse zu haben, wurden noch bis Ende des 19. Jahrhunderts selbst schwer kranke Tuberkulosepatienten Tag und Nacht ins Freie gelegt. Dabei spielten die dort vorkommenden verstärkten magnetischen Impulse sowie der vermehrt auftretende ionisierte Sauerstoff eine tragende Rolle. Das dadurch entstandene »Heilklima« führte immer wieder neben einer Verbesserung der

Lebensqualität auch zur teilweisen und sogar vollständigen Gesundung dieser Patienten.

Die Suche nach schulmedizinischen Alternativen und die damaligen spektakulären Erfolge haben dazu geführt, dass die *»Magnetokur«* eine breite Beachtung fand. Profilierungsversuche sowohl der Schulmedizin als auch der Naturheilkunde ließen schon damals Emotionen eskalieren. Die damalige Unkenntnis physikalischer Zusammenhänge bereitete Glaube und Mystik ein fruchtbares Feld. Fundierte und reproduzierbare Studien gab es nicht. *Wienholt, Olbers, Böckmann* und *Wolfart* (teilweise Schüler *Mesmers*) versuchten diese »neue« Medizin wissenschaftlich zu begründen. Jedoch wurden aus den Experimenten vielfach falsche Schlüsse gezogen und diese von Scharlatanen missbraucht. Kein Wunder also, dass ernst gemeinte und bestätigte Therapieerfolge als Suggestion und Hypnose abqualifiziert wurden.

Es bleibt nur zu hoffen, dass der komplementäre Gedanke sich in der Medizin durchsetzt und auch der Prävention innerhalb des Gesundheitssystems zukünftig mehr Platz eingeräumt wird.

Der Mensch ist magnetisch

»Der Magnetismus ist eine allgemein wirkende Kraft, ein jeder Mensch besitzt sie, jedoch in seiner Individualität verschieden. Seine Wirkung erstreckt sich auf Alles und auf alle Fälle, auf alle Menschen, auf alle Tiere und Pflanzen.«
(*Johann Wolfgang von Goethe*, 1798–1830)

Die Bioenergie aus dem Erdmagnetfeld pulsiert als magnetische Schwingung durch den Körper. Diese biomagnetischen Felder beeinflussen unter anderem folgende wichtige Funktions- bzw. Regelkreise:

- Zentrales Nervensystem
- Schlaf-wach-Rhythmus
- Enzym- und Hormonfunktionen
- Aufbau des Spannungspotenzials der Zellmembran
- Bereitstellung von Sauerstoff und Nährstoffen für den Zellstoffwechsel
- Bildung von Zellenergie
- Zell-zu-Zell-Kommunikation
- Durchblutung
- Immunsystem
- Stoffwechsel
- Gewebseigenschaften
- Knochen- und Knorpelbildung
- Wundheilung u.a.m.

Das magnetische Organ

Wir alle kennen das Orientierungsverhalten vieler Tiere. Wie ist es möglich, dass zum Beispiel Brieftauben über Hunderte von Kilometern nicht nur ihr Ziel, sondern auch wieder ihren Heimatschlag finden? Man kann davon ausgehen, dass die Schwingungsstruktur magnetischer Felder mit den entsprechenden Informationen als Navigationshilfe dient.

Für die Wahrnehmung elektromagnetischer Felder und die Selektion dieser und anderer lebenswichtiger Informationen dient das magnetische Organ. Beim Menschen liegt dieses Organ im oberen Bereich der Nasenluftwege, direkt vor der Hypophyse. Es enthält winzige Magnetitkristalle und steht in direkter Verbindung zum zentralen Nervensystem. Forschungen über die Empfindlichkeit der Zirbeldrüse und des magnetischen Organs haben

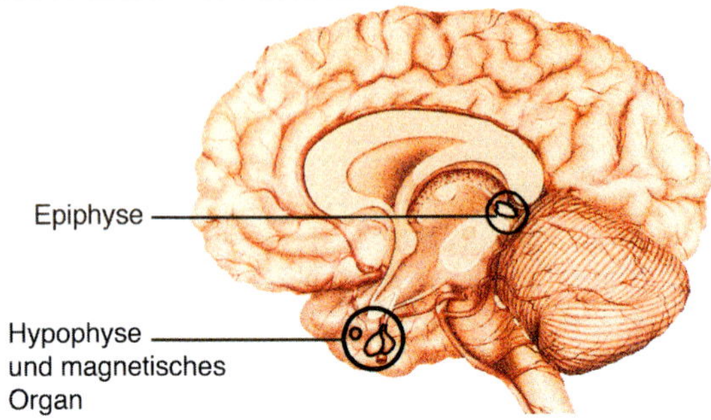

Abb. 5: Magnetisches Organ, Epiphyse, Hypophyse (Zeichnung: *H.-D. Wagner*)

ergeben, dass das Frequenzspektrum von 10 Hz mit dem EEG derjenigen Organismen identisch ist, die über ein Gehirn verfügen. Demnach spüren solche Organismen das Erdmagnetfeld und können lebenswichtige Informationen daraus selektiv ableiten und entsprechend nutzen. Als Träger für diese Informationen dienen die magnetischen Wellen. Diese Trägermentalität finden wir ebenso bei Radio- oder Funkwellen. Auch hier dienen magnetische Schwingungsstrukturen als Informationsträger, zum Beispiel für Töne.

Die Epiphyse als innerer Taktgeber

Die Epiphyse ist ein winziges Gebilde, das ziemlich genau im Zentrum des Kopfes liegt. Sie reguliert alle anderen Drüsen einschließlich der Hypophyse und ist somit die Hauptdrüse des Körpers. Sie dient auch als Informationsträger. Über Photonen werden Informationen in elektrische Signale umgewandelt und es wird Energie an die Netzhaut des Auges abgegeben. Die Intensität des Lichtes spielt dabei eine tragende Rolle. So erklärt sich letztendlich außerdem, wie aus Licht unsere sichtbare Welt entsteht. Beeinflusst wird auch das Vegetativum und damit alle inneren Organe sowie indirekt durch den Anschluss an das sympathische Nervensystem die Steuerung des Aktivitätsniveaus des Gehirns. Wichtige Neurotransmitter wie Melatonin, Dopamin und Serotonin werden hier produziert.

Die beiden zentralen Faktoren des elektromagnetischen Spektrums – das sichtbare Licht und das geomagnetische Feld – machen sich alle Lebewesen zunutze. Beide Faktoren stehen immer zur Verfügung. Die Epiphyse gilt als Uhr der Biozyklen. Hierzu gehört zum Beispiel unser Wach- und Schlafrhythmus oder der so genannte zirkadiane Rhythmus, der das gesamte endokrine Geschehen über die körpereigene Substanz Melatonin steuert.

Störungen innerhalb dieses Biozyklus führen – wenn sie über einen längeren Zeitraum andauern – zum chronischen Stresssyndrom und zu einer Schwäche des Immunsystems. Die Epiphyse reagiert nicht nur auf Tag und Nacht, sondern – wie die Zelle auch – auf Veränderungen des geomagnetischen Feldes durch geopathologische oder technische Störfelder, wobei sich diese Störfelder ebenfalls negativ auf das gesamte Zellgeschehen auswirken können. Dabei kommt es immer wieder zu massiven Reaktionen innerhalb der Homöostase. Es entsteht ein Teufelskreis, in dem es durch die Beeinträchtigung wichtiger Regel- und Abwehrkreise zu Mangelerscheinungen kommt, die wiederum Auslöser für weitere Störungen sein können.

Die magnetischen Feldgeneratoren des Menschen

Als die stärksten magnetischen Feldgeneratoren sind die Erregungszentren des Herzens und die motorische Muskelkraft anzusehen, außerdem die Neuronenaktivitäten des Gehirns und des

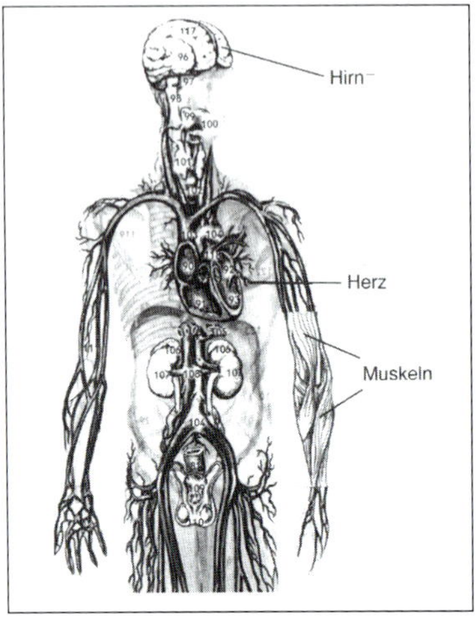

Abb. 6:
Die wichtigsten Feldgeneratoren des Menschen (Zeichnung: *H.-D. Wagner*)

zentralen Nervensystems. Durch verschiedene Messverfahren können diese körpereigenen elektromagnetischen Felder sichtbar gemacht werden und dadurch als Diagnosehilfsmittel dienen. So gehört das EKG des Herzens inzwischen zur Grunduntersuchung bei fast jedem Erwachsenen über 50 Jahre.

Herz	EKG (Elektrokardiogramm)
Gehirn	EEG (Elektroenzephalogramm) MEG (Magnetoenzephalogramm)
Muskulatur	EMG (Elektromagnetogramm)
Meridiane	EAV (Elektroakupunktur nach *Voll*)

Störungen innerhalb biomagnetischer Regelkreise werden durch die Messverfahren sofort angezeigt. Ist der Mensch erst einmal aus seinem biomagnetischen bzw. energetischen Gleichgewicht geraten, sind oftmals Krankheitssymptome geradezu vorprogrammiert. Als eine der Möglichkeiten, dieses Energiedefizit auszugleichen, hat sich zum Beispiel die Anwendung einer optimierten Form der Magnetfeldtherapie bewährt.

Die optimierte Form der Magnetfeldtherapie

Pulsierende Magnetfelder als »induktive Zellregeneration«

Das Ziel einer Behandlung mit pulsierenden Magnetfeldern ist es, am Ort des Geschehens bioenergetisch adäquate, natürliche Kraft- und Reizverhältnisse zu schaffen. Dadurch werden Vitalisierung und Regeneration als Gesundheitsvorsorge zur Selbstverständlichkeit. Eine Therapie durch den Fachmann kann bei bereits bestehenden gesundheitlichen Störungen zur wichtigen und nebenwirkungsfreien Alternative werden.

Die Behandlungsmöglichkeiten und die Wirkung pulsierender Magnetfelder auf Mensch und Tier sind bei weitem noch nicht vollständig erforscht. Jedoch haben sich folgende Kriterien bei einer Behandlung bewährt:

- exakt abgestimmte Impulsform der magnetischen Schwingung
- zyklischer Polaritätswechsel
- Wobbeleffekt im Frequenzablauf
- Resonanzeffekt und Interferenz
- Ganzkörperbehandlung und gleichzeitige, aber frequenzunabhängige Punktbehandlung

Gerade diese optimierte ganzheitliche und gleichzeitige punktuelle Kombinationsbehandlung kann dem Therapeuten den entscheidenden Durchbruch für seinen Therapieerfolg bringen.

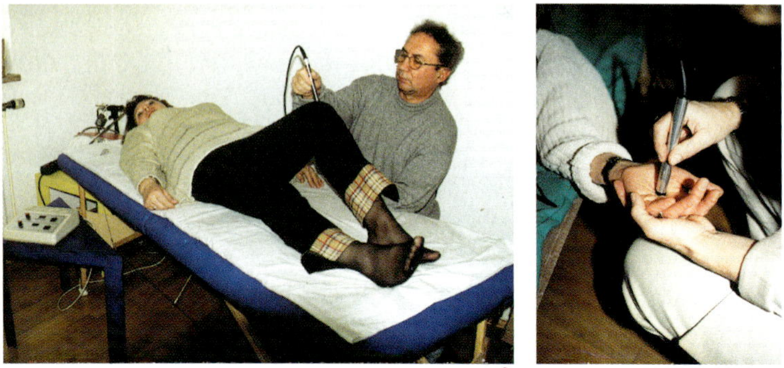

Abb. 7: Optimierte Form der Magnetfeldbehandlung – gleichzeitig ganzheitlich und punktuell (Foto: Fa. Wagner Therapiesysteme)

Zusammenfassend kann gesagt werden:

Dort, wo der Einfluss biomagnetischer Felder auf körpereigene Regelkreise gegeben ist, wirkt auch die Anwendung pulsierender Magnetfelder. Dies trifft – allerdings nur begrenzt, jedenfalls im therapeutischen Sinn – auch auf die Anwendung permanent wirkender Magneten zu. Eine frequenzbedingte Anpassung an verschiedene Regelkreise im Körper ist bei einem statisch wirkenden Permanentmagneten kaum möglich. Gerade diese individuelle und bedarfsorientierte Anpassung ist jedoch eine wichtige Voraussetzung, um eine gezielte Unterstützung zur Aktivierung körpereigener Harmonisierungskräfte anzubieten.

Grundlagen des Magnetismus

Die Basis des Magnetismus sind elektrisch geladene Teilchen (Ionen, Elektronen usw.). Jedes bewegte elektrische Teilchen erzeugt ein elektromagnetisches Feld. Die daraus entstehende Energie breitet sich wellenförmig aus.

Ein Magnetfeld kann entstehen durch:

- Dauermagnetismus (Stab- oder Permanentmagnete)
  Sie besitzen immer zwei Pole (Nord- und Südpol). Das Magnetfeld von Permanentmagneten wird nicht durch fließenden elektrischen Strom erzeugt.
- Elektromagnetismus (Spulenmagnete)
  Draht wird um eine Spule gewickelt, durch die Strom fließt. Dieser erzeugt ein Magnetfeld. Je mehr Spulenwindungen, umso stärker ist das magnetische Feld.

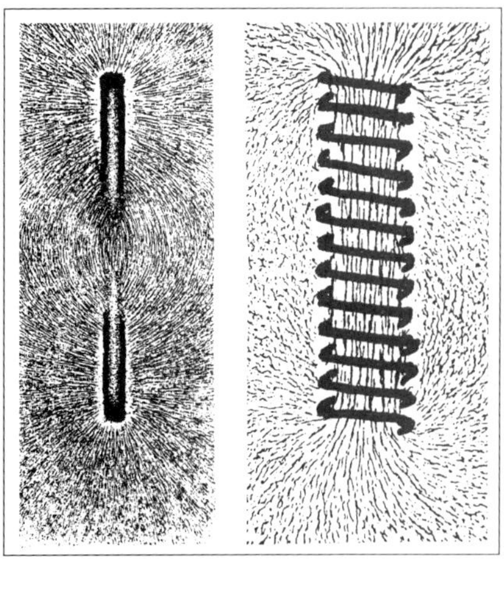

Abb. 8:
Das Feld eines stabförmigen Permanentmagneten gleicht weitestgehend dem einer Spule (Zeichnung: *H.-D. Wagner*)

Wirkweise pulsierender Magnetfelder

Wirkung durch Resonanz

Elektromagnetische Schwingungen breiten sich mit Lichtgeschwindigkeit aus. Nach der Gesetzmäßigkeit der Quantenphysik sind diese immer Welle und Teilchen gleichzeitig. Unterschiedliche elektromagnetische Impulse überlagern sich, wirken aufeinander, interferieren untereinander und bilden Resonanzen. Diese entstehen bei gleicher Schwingungsfrequenz von mindestens zwei gleichzeitig schwingenden Systemen.

Wie jede Materie besitzen auch die organischen Bausteine eine Eigenschwingung mit jeweils unterschiedlicher Frequenz und Wellenlänge. Körpereigene Regelkreise und Organe, die genau auf dieser Frequenz des von außen einwirkenden Magnetfeldes liegen, werden angeregt.

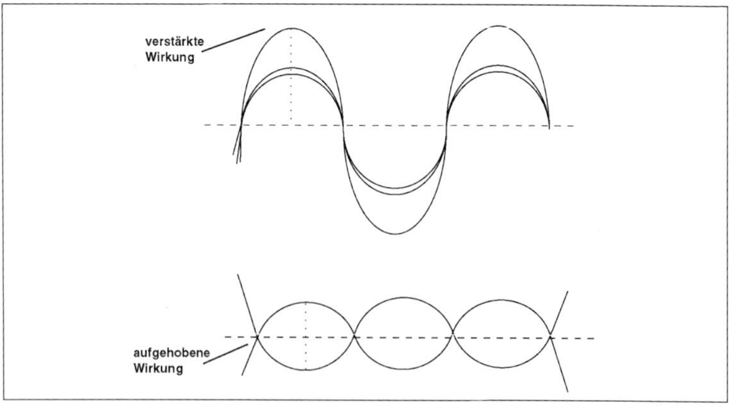

Abb. 9: Interferenzen: Bei gleicher Schwingung verstärken sich die Wellen (oben). Bei nicht synchroner Welle löschen sich die Wellen gegenseitig aus (unten). (Zeichnung: *H.-D. Wagner*)

Bei pulsierenden Magnetfeldern kann die Frequenz dem individuellen Bedarf angepasst werden. Durch diesen Resonanzeffekt wird dann eine Amplitudenverstärkung erreicht – eine der Grundvoraussetzungen für die biologisch adäquate Wirkweise von pulsierenden Magnetfeldern und der für eine angepasste Therapie wichtige Unterschied gegenüber Permanentmagneten.

Gleichzeitig mit dieser Veränderung des magnetischen Feldes ändert sich auch das elektrische Feld. Eine weitere Folge ist eine Veränderung des gesamten elektrischen Potenzials (Summenpotenzials) und damit die Beeinflussung zahlreicher zellulärer Funktionsschalter (Switch-on/off-Effekt).

Zwischen körpereigenen Schwingungen und dem natürlichen Resonanzverhalten besteht ein unmittelbarer Zusammenhang. Magnetismus wird als Welle transportiert und durchdringt unseren Körper nahezu ohne Energieverlust.

Dies gilt vor allem für den ELF-Bereich (**E**xtremely **L**ow **F**requencies), also im niederen Frequenzbereich. Trotzdem werden durch bewegte Ionen im Körper Wirbelströme erzeugt, die dann wiederum Resonanzen und damit körpereigene Schwingungen erzeugen. So z.B. an bestimmten Blutgefäßen, selbstverständlich abhängig davon, wie sich die elektromotorischen Kräfte entfalten können. Im menschlichen Körper wird dies beispielsweise durch den hohen Anteil (70 %) an Wasser reguliert.

Die elektromagnetische Energie fungiert durch ihre Fernwirkung auch als Informationsträger und bietet deshalb den oftmals erwünschten Verstärkereffekt bei der Anwendung von Informationstherapien. Eine wichtige Eigenschaft liegt auch in der Veränderung des Energiestatus, vor allem innerhalb der regenerativen Regelprozesse.

Positive Effekte auf wichtige Funktionskreise

Pulsierende und genau abgestimmte Magnetfelder bewirken im Körper von Mensch und Tier eine Anregung körpereigener Heilkräfte. Davon ausgehend werden folgende Funktionskreise nachweislich positiv beeinflusst:

- eine Verbesserung des Zellstoffwechsels
- die Stärkung des Immunsystems
- der vermehrte Aufbau von Proteinen
- ein verbesserter Einbau von Kalzium
- die Regulation des endokrinen Systems (Hormonhaushalt)
- die Verbesserung der peripheren Durchblutung
- die Reduzierung von Schmerzsymptomen

Klassische Anwendungen in der Übersicht

Blutgefäße und Atmungsfunktion des Blutes

Da Blut- und Lymphstrom im Prinzip elektrische Ströme sind, können diese durch magnetische Felder beeinflusst werden. Infolge der elektrischer Polarisation von Blutgefäßwänden entstehen Mikrovibrationen, die einen erleichterten Nährstoff- und Sauerstofftransport bis in die Mikrozirkulation (Kapillaren) ermöglichen. Der permanente Austausch von Gasen, Nähr- und Abfallstoffen wird verbessert.

Entscheidend für die Atmungsfunktion des Blutes ist, dass Erythrozyten über die Ladefähigkeit des Hämoglobins unterschiedliche magnetische Energien entwickeln. Davon hängt dann letztlich ab, wie viel Sauerstoff aufgenommen und transportiert werden kann. Dies kann durch die Anwendung pulsierender Magnetfelder signifikant verbessert werden. Durch das nunmehr

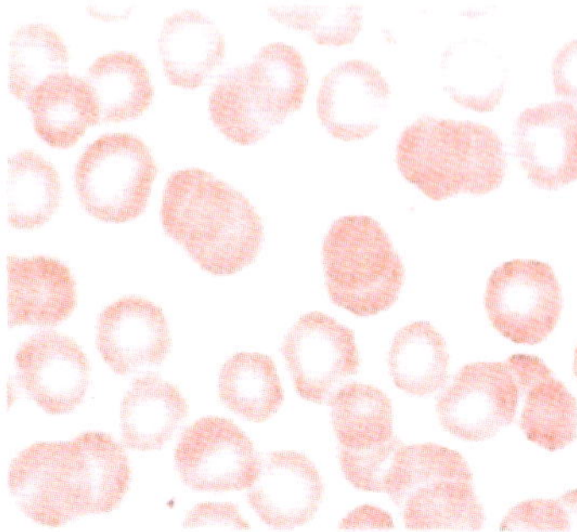

Abb. 10: Erythrozyten (Quelle: Fa. Wagner Therapiesysteme)

erhöhte Sauerstoffangebot kann praktisch jeder entsprechende Bedarf des Gewebes abgedeckt werden.

Sauerstoff und Zelltod

Eine besondere Gefahrenzone entsteht durch die zum venösen Ende der Kapillaren hin schlechter werdende Sauerstoffversorgung. Hier liegt die Rate absterbender Zellen besonders hoch (Zelltod). Auch scheinen hier die Voraussetzungen zur Krebsentwicklung günstiger zu sein.

Mit entscheidend für die Sauerstoffversorgung des Grenzflächengewebes über die Kapillaren ist der Sauerstoffpartialdruck (PO_2-Druck). Ein Aufquellen der Gefäßwand verringert die Durchflussweite und drosselt den Blutstrom. Dies geschieht dann, wenn Blutfluss und Sauerstoffpartialdruck unter einen bestimmten Wert fallen.

Durch die Erhöhung des Sauerstoffpartialdrucks werden diese Werte überschritten. Dadurch entquellen die Endothelzellen in den Kapillarwänden, die lichte Weite und der Blutstrom erhöhen sich. Die für die Sauerstoffversorgung wichtige Konsequenz ist,

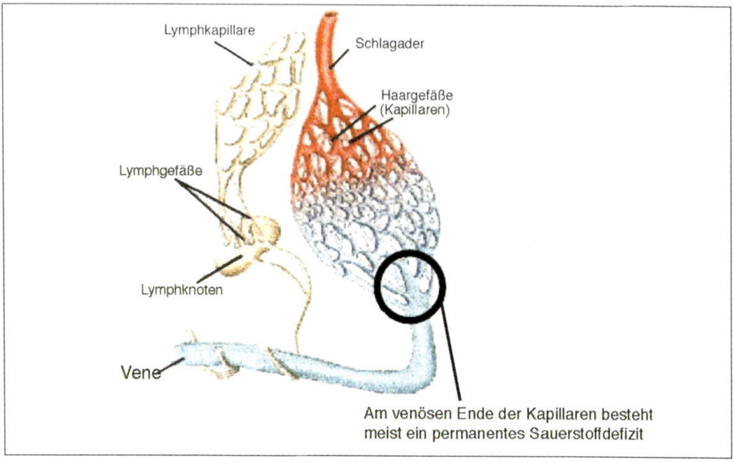

Abb. 11: Die Gefahrenzone der Sauerstoffversorgung am venösen Ende der Kapillaren (Zeichnung: *H.-D. Wagner*)

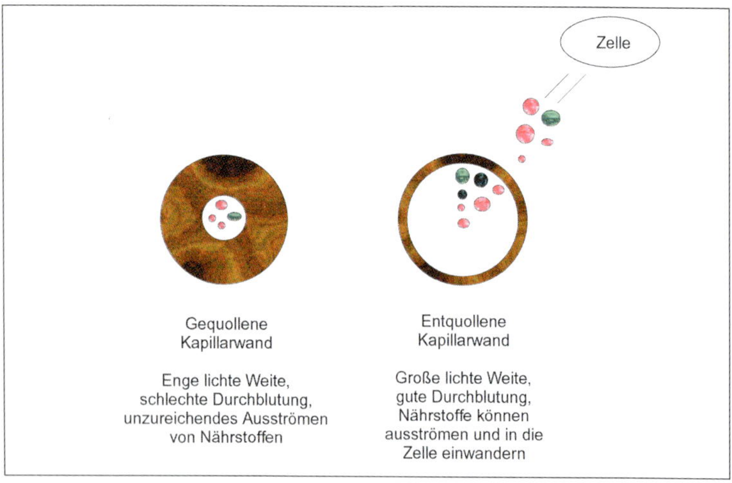

Abb. 12: Durch Quellen und Entquellen der Endothelzellen kann der Gefäßdurchmesser der Kapillaren verändert werden. (Zeichnung: *H.-D. Wagner*)

dass Sauerstoff und Nährstoffe nunmehr in das sonst sauerstoff- und nährstoffarme Gewebe ausströmen können.

Messungen mit Partialdruck-Messgeräten haben gezeigt, dass durch die Anwendung pulsierender Magnetfelder der Sauerstoffpartialdruck signifikant ansteigt. Interessant dabei ist, dass dies bereits innerhalb der ersten Minute nach Einschalten des Magnetfeldgerätes zu beobachten ist. Gemessen wird überwiegend nichtinvasiv, also unblutig.

Verbesserung des Zellstoffwechsels

Ein gesunder Mensch mittleren Alters besteht u.a. aus ca. 70 Billionen Zellen. Jede dieser Zellen ist ein kleines Kraftwerk, nimmt Nährstoffe und Sauerstoff über das angereicherte Blut auf und führt diese der zelleigenen Energiegewinnung zu. Das Magnetfeld greift regulierend in dieses Spannungspotenzial der Zellmembran ein und bietet auch alternden Zellen vermehrte Energiereserven.

Wirkung auf die Zellmembran

Dabei spielt die Polarisation der Zellmembran, die als Empfänger des Magnetfelds und Moderator biologischer Abläufe gilt, eine wesentliche Rolle. Die Zellmembran besteht aus Eiweiß, Fetten sowie Cholesterin und bildet aus einer Doppelschicht eine Isoliermasse in einem wässrigen Milieu.

Bioelektrische Kräfte bauen ein elektrisches Spannungsfeld an der Zellmembran auf. Durch das entstandene elektrochemische Konzentrationsgefälle entsteht im Zellinneren eine Negativladung und gegenüberliegend, also im äußeren Bereich, eine Positivladung. Die dadurch entstandene elektrische Spannung stellt das

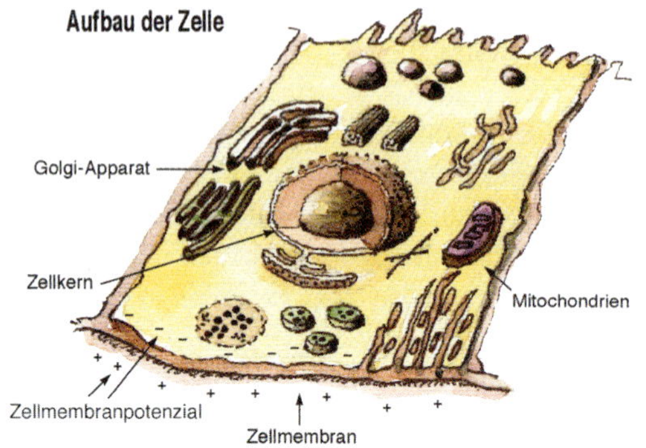

Abb. 13: Die Zelle – ein körpereigenes Kraftwerk (Zeichnung: *H.-D. Wagner)*

Zellmembranpotenzial dar und bildet die Voraussetzung für eine Wechselwirkung zwischen dem elektrischen zellulären Feld und dem es umgebenden magnetischen Feld. Es fließen also elektrische Teilchen.

Die Bildung dieses Konzentrationsgefälles – vergleichbar mit einem Gefälle, das notwendig ist, um in einem Wasserkraftwerk Strom zu erzeugen – ist letztendlich dafür verantwortlich, wie viel Energie erzeugt wird. Ist die Zelle krank, ist das Konzentrationsgefälle zu flach, es wird zu wenig Energie erzeugt. Die Zelle konzentriert sich nur noch auf die Eigenerhaltung und kann den übrigen energieabhängigen Regelkreisen nur noch vermindert Energie zur Verfügung stellen. Die Zelle beginnt abzusterben, der Zelltod ist vorprogrammiert.

Polarisationsveränderungen öffnen so genannte Eiweißkanäle, durch die dann ein verstärkter Ionenaustausch, eine verbesserte Zellversorgung mit Nährstoffen und die Stärkung des Zellwiderstands gewährleistet wird. Dies gilt ebenso für die Entsorgung der bei der Energiegewinnung anfallenden Abfallstoffe.

Durch die induzierten magnetischen Felder werden besonders die energiearmen Zellen unterstützt. Der natürliche Alterungsprozess wird verzögert und ein körperliches Energiedefizit kann ausgeglichen werden. Der gesamte Stoffwechsel – zuständig für viele weitere Körperfunktionen – ist davon betroffen und wird wieder optimiert. Deshalb kann die Behandlung durch die optimierte Form der Magnetfeldtherapie auch als »induktive Zelltherapie« bezeichnet werden.

Knochenwachstum

Der Knochenaufbau ist grundsätzlich ein Prozess mit erhöhtem Sauerstoffbedarf. Unser Organismus ist damit ständig in der Lage, neue Knochensubstanz zu bilden. Dies setzt jedoch die vermehrte Bereitstellung von Sauerstoff innerhalb der äußeren (Periost) und inneren Knochenhaut (Endost) voraus. Auf beide muss ein entsprechend hoher Reiz ausgeübt werden, damit Kallus und Lamellenknochen gebildet werden kann. Dies kann als so genannter Piezoeffekt bezeichnet werden.

Nachgewiesen ist auch die vermehrte Einlagerung von Kalzium und der Einfluss auf das Knorpelgeschehen über die entsprechenden Knorpelzellen. Dies trifft besonders im Bereich der Gelenke zu. Wobei es hier durch die ständige Bewegung innerhalb der Gelenke vor allem darum geht, einem vorzeitigen Verlust von Knorpelmasse und der damit oftmals verbundenen Abriebererscheinung entgegen zu wirken.

Diskutiert wird ebenfalls die Wirkung auf das Kalzitonin-System, das Vitamin-D-System sowie auf die Osteoblasten. Umfangreiche Versuche zeigten, dass die Aktivität eines an der Knochenbildung beteiligten Enzyms durch die Magnetfeldtherapie um 20 % gesteigert werden kann.

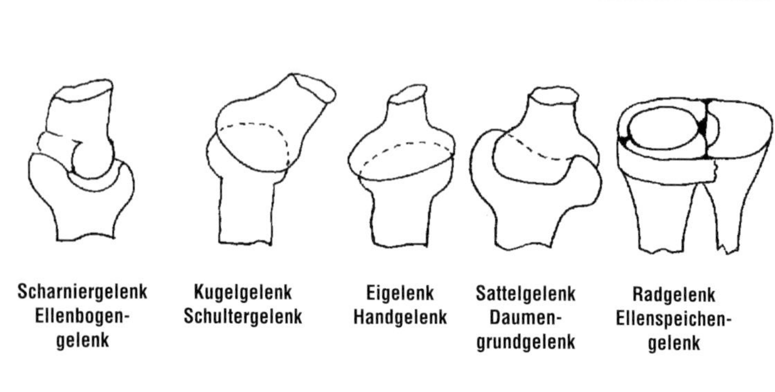

Abb. 14: Darstellung der Gelenkarten (Zeichnung: *H.-D. Wagner*)

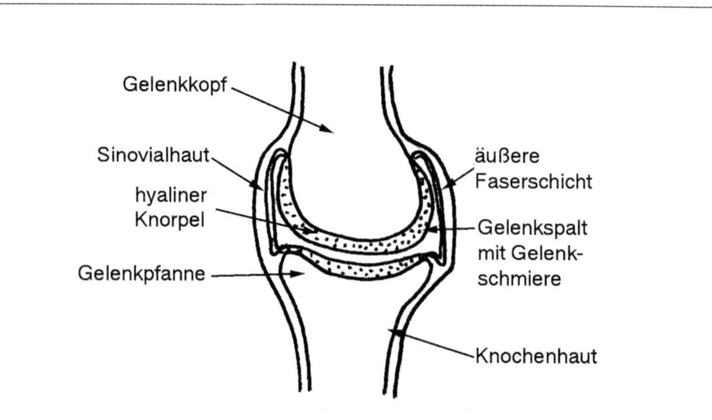

Abb. 15: Aufbau eines Gelenks (Zeichnung: *H.-D. Wagner*)

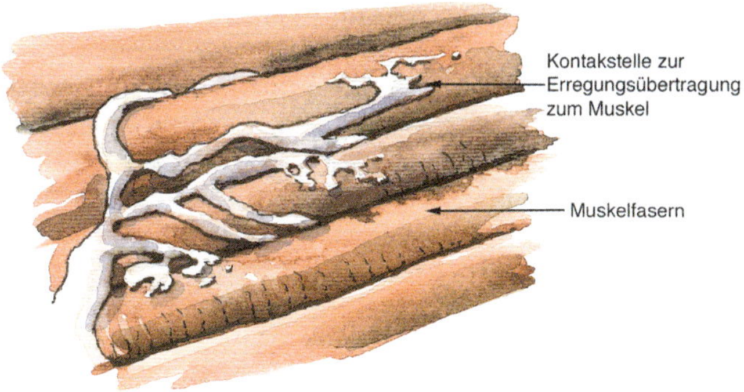

Abb. 16: Motorische Endplatte (Zeichnung: *H.-D. Wagner*)

Muskulatur

Die Zufuhr von elektromagnetischen Kräften führt zu einer Verstärkung der Muskelkontraktion durch die Erhöhung des elektrischen Erregerpotenzials an der motorischen Endplatte.

Eine wichtige Voraussetzung dafür ist die Freisetzung von Botenstoffen an die Oberfläche der Muskelzelle bei gleichzeitiger Depolarisation des Membranpotenzials der Muskelzelle durch kurzfristiges Einschleusen von Negativionen (z.B. Kaliumionen). Das Magnetfeld stellt das dafür notwendige Potenzial zur Verfügung.

Die verbesserte Durchblutung bietet eine Entlastung des Gewebes und löst eventuelle Blockadewirkungen auf sanfte und natürliche Art. In der Orthopädie ist deshalb die Magnetfeldtherapie schon seit vielen Jahren ein wichtiger Faktor innerhalb der medizinischen Versorgung.

Entzündliche Prozesse – rheumatischer Formenkreis

Die Kapillaren werden durch das Entquellen der Endothelzellen durchlässig für das so genannte Exsudat. Diese Flüssigkeit, die in das Gewebe austritt, enthält auch weiße Blutkörperchen. Sie haben die Aufgabe, Bakterien und andere Verursacher der Entzündung unschädlich zu machen bzw. einzudämmen. Meist liegt eine Erweiterung der Kapillaren im geschädigten Bereich vor. Das Blut fließt langsamer, es kommt zu einem Blutstau. Ein Teufelskreis beginnt, in dem das Blut durch die körpereigenen Reparaturversuche immer mehr von einer adäquaten Sauerstoffversorgung abgeschnitten wird, bis das Blut schließlich verklumpt.

Die eingetretenen weißen Blutkörperchen bilden unter der Wirkung des Magnetfelds eine Mauer. Im späteren Verlauf der Entzündung gelangen auch aus Bindegewebe entstandene Kapillaren in das Entzündungsgebiet und transportieren – zusammen mit Blut – Abwehr- und Nährstoffe sowie Sauerstoff an den Ort des Geschehens. Nach Abklingen der Entzündung veröden diese Kapillaren und verwandeln sich wieder zurück zu Fibroblasten (Bindegewebszellen). Dabei ist das frühzeitige Ausreifen der Fibroblasten zu Fibrozyten im Magnetfeld zu beobachten. Dass die Stärkung des Immunsystems durch die Anwendung pulsierender Magnetfelder und die verbesserte Funktion der Phagozyten einen zusätzlichen »Beschleuniger« darstellt, soll an dieser Stelle ergänzend erwähnt werden.

Ein weiterer Faktor ist das bei Rheumakranken häufig auftretende Schmerzgeschehen, das meist die Motivation der Betroffenen einschränkt. Dadurch fehlt verständlicherweise nicht nur die Bereitschaft zur – auch im therapeutischen Sinn – notwendigen Bewegung, sondern auch die Therapiebereitschaft. Der Aufbau von Blockadewirkungen verhindert so oftmals eine sinnvolle Therapie (siehe unten Abschnitt »Schmerzgeschehen«).

Wundheilung

Was für die Knochenheilung gilt, trifft grundsätzlich auch für die Wundheilung zu. Denn beim Aufbau neuen Gewebes besteht ebenfalls ein erhöhter Energiebedarf. Schließlich soll ja aus verletztem Gewebe wieder »neues« gesundes Gewebe aufgebaut werden.

Die desinfizierende Wirkung von Sauerstoff (durch die Reduzierung der Keimanzahl unter hohem Sauerstoffpartialdruck) fördert die körpereigene Abwehrreaktion im Wundbereich.

In vielen Berichten konnte eine beschleunigte Epithelisierung (Epithelgewebebildung) und eine bessere Vernarbung nachgewiesen werden. Auffallend war auch ein geordnetes Wachstum der kollagenen Faserbündel parallel zum Magnetfeld – somit also quer zum Wundspalt. Die unbehandelte Kontrollwunde zeigte ein vergleichsweise ungeordnetes Wachstum.

Dermatologie – Kosmetik

Die für die Wundheilung regenerativen Wirkkreise gelten grundsätzlich auch für die Haut. Auch hier spielt Sauerstoff eine wesentliche Rolle. Immerhin ist die Haut das größte Atmungsorgan, dadurch aber auch am empfindlichsten gegenüber schädlichen Umwelteinflüssen. Und die gibt es in der heutigen Zeit leider im Überfluss. Die steigende Zahl an Hauterkrankungen (allergische Erscheinungen, Hautkrebs, chronische Entzündungen u.a.) ist das traurige Ergebnis. Um mit all den schädlichen Umweltstoffen und Strahlen fertig zu werden, wird vom Organismus – wie in anderen Funktionskreisen auch – ein erhebliches Maß an Sauerstoff und Energie benötigt. Diese Energie kann durch die Anwendung pulsierender Magnetfelder verfügbar gemacht werden.

Das Organ Haut besteht aus drei Hautschichten:

- Epidermis (Oberhaut)
- Corium (Lederhaut)
- Subcutis (Unterhaut)

Das so genannte Peeling der Epidermis ist ein überaus dynamischer Prozess. Ständig werden neue Zellen nach außen geschoben, wobei gleichzeitig alte Zellen (Hornhaut) absterben. Diese Dynamik der Oberhaut führt zwangsweise zu einem erhöhten Energie- bzw. Sauerstoffbedarf im Kooperationsbereich von Gewebe und Kapillaren.

Der Zustand der Lederhaut ist abhängig von deren Elastizität. Hohe Elastizität bedeutet weniger Falten. Beeinflusst wird dies von der Spannkraft des Faserbündelgewebes und den Papillarkörpern zwischen Lederhaut und Oberhaut als Träger einer mehr oder weniger guten Elastizität.

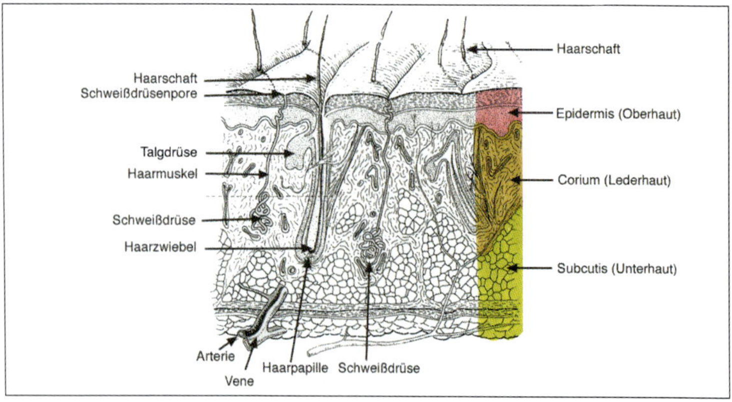

Abb. 17: Die Haut als größtes Atmungsorgan (Zeichnung: *H.-D. Wagner*)

Als Bindegewebe dient die Subcutis als Speicher und schützt vor Kälte. Eine gute Stoffwechselfunktion kann hier Störungen verhindern.

Schönheit kommt auch von innen: Die Wirkkreise angewandter pulsierender Magnetfelder liegen demnach in einer verbesserten Stoffwechselfunktion, einer optimierten Histaminregulierung, einer erhöhten Sauerstoffinduktion, einer Durchblutungsverbesserung, einer Enzymaktivierung und Entzündungshemmung sowie einer Schmerzreduzierung. Angebracht ist auch eine sinnvolle kosmetische Unterstützung. Bewährt haben sich unter anderem Aloe-vera-Produkte als äußere oder innere Anwendung, Propolis oder Vitaminpräparate.

Histamin und Allergie

Eine gewisse Rolle wird dem biogenen Amin Histamin inzwischen auch bei der Entstehung von bestimmten Allergien,

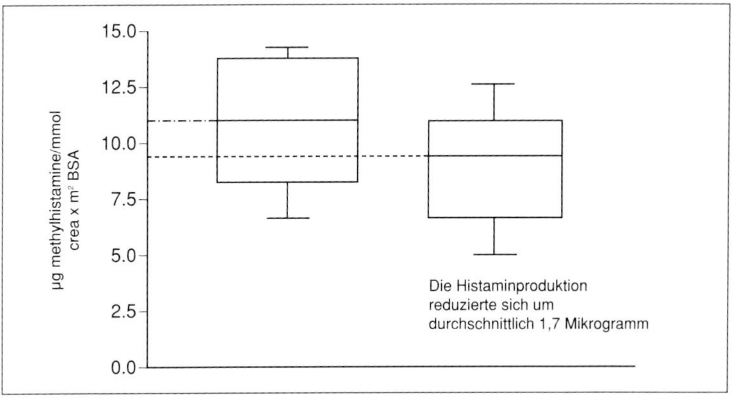

Abb. 18: Grafik zu einer Vorstudie »Histaminregulation unter Einwirkung pulsierender Magnetfelder« an der Universität Erlangen-Nürnber, *Dr. Raithel*

Verbrennungen und Entzündungen zugesprochen. Bei diesen Krankheitsbildern ist eine negative Beeinflussung durch Regulationsstörungen bei der Histaminproduktion inzwischen bekannt.

Die Abteilung »Gewebediagnostik« der Universität Erlangen führt seit etwa einem Jahr Versuche mit der optimierten Form der Magnetfeldtherapie durch. Dabei wurde festgestellt, dass eine Beeinflussung durch induzierte Magnetfelder unter der optimierten Therapieform möglich ist. Inwieweit dies manifestiert werden kann, soll nach den ersten positiven Anzeichen nunmehr eine Langzeitstudie erbringen (siehe Seite 87).

Schmerzgeschehen

Durch die Anwendung optimierter Magnetfelder wird die Reizschwelle des Schmerzes durch eine entsprechende Hyperpolarisation nach oben gesetzt (Erhöhung des Schwellenwertes). Dadurch besteht zwar objektiv der Schmerz noch immer, subjektiv ist er für den Betroffenen jedoch nicht mehr spürbar. Des Weiteren wirken pulsierende Magnetfelder desensibilisierend auf Nervenbahnen sowie auf die verstärkte Ausschüttung von Endorphin als Neurotransmitter.

Die Rolle der Endorphine auf das Schmerzempfinden ist inzwischen unbestritten. Eine verstärkte Ausschüttung von Endorphinen hat deshalb Einfluss auf das Geschehen, weil sie als endogene Morphine eine stark betäubende Wirkung aufweisen. Weitere wichtige Wirkkreise der Endorphine sind:

- Steuerung vegetativer Funktionen
- Verarbeitung sensorischer Eigenschaften
- Regulation der Körpertemperatur
- Steuerung der Darmperistaltik

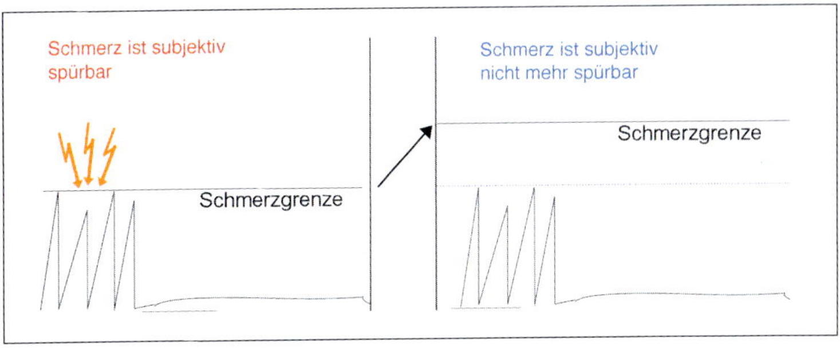

Abb. 19: Durch eine magnetfeldbedingte Hyperpolarisation wird die Schmerzgrenze angehoben, der Schmerz ist subjektiv nicht mehr spürbar. (Zeichnung: *H.-D. Wagner*)

Schlüsselhormon Melatonin

Melatonin ist ein Neuropeptid und für unser Leben sehr wichtig. Es stellt in der Hierarchie der Hormone eine Hauptinstanz dar. Es reguliert diejenigen Hormone, die für unser Wohlbefinden und unser Antriebsvermögen (Serotonin, Dopamin, Noradrenalin, Prolaktin) sowie für gesunden Schlaf (Somatotropin) verantwortlich sind.

Melatonin ist ein Produkt der Epiphyse und wird in einer Melatoninsynthese von Transmittern und von Dunkelheit stimuliert. Die Sekretion erfolgt nachts. Tagsüber wird dieser Prozess durch das über die Augensensorik (Retina) einfallende Licht unterdrückt. Hier beginnt die Bedeutung von Licht als therapeutischer Effekt. Der Transport von Licht und dessen Information läuft vom Auge ausgehend über eine Leitungsbahn zur Epiphyse.

Diese unbewusste Lichtwahrnehmung kann selbst bei völlig erblindeten Menschen erhalten sein. Eine Störung dieser Wahrnehmungsbahn, in der die dem Licht enthaltenen Informationen nurmehr verstümmelt von der Epiphyse empfangen werden, führt vermutlich zu Schlafstörungen, zu Depressionen und allgemeiner Stimmungslabilität.

Eine Studie der Universität Witten/Herdecke unter *Prof. David* hat ergeben, dass verschiedene Parameter wie Melatonin-Serumspiegel und Atmung bei der Anwendung pulsierender Magnetfelder (getestet wurde ein Heimgerät) positiv beeinflusst wurden. Aufgrund der Ergebnisse wurde eine weitere Versuchsreihe angeregt.

Melatonin
- verhindert die Zusammenballung von Blutplättchen (ähnlich wie Aspirin),
- verzögert vermutlich den Alterungsprozess,
- schützt direkt und indirekt vor altersbedingten Leiden,
- fördert gesunden Schlaf,
- hilft bei Jetlag (Desynchronisation des Schlaf-wach-Rhythmus),
- wirkt regulativ auf das Hormonsystem, auch auf Östrogen und Progesteron,
- bedingt maßgeblich das Dämmerungssehen,
- unterstützt das Immunsystem.

Das Fehlen von Melatonin kann die Krebsbereitschaft erhöhen. Vermutet wird dabei ein Zusammenhang zwischen exponierten elektromagnetischen Feldern (Elektrosmog) und einem Rückgang des Melatonin-Serumspiegels. Vor einer unkontrollierten Einnahme von Melatoninpräparaten ist jedoch dringendst abzuraten. Die Behandlung mit pulsierenden Magnetfeldern wirkt hier regulierend und hat bislang keine Nebenwirkungen gezeigt.

Krebs

Über die Wirkung pulsierender Magnetfelder gibt es zwar genügend Literatur, eine gesicherte Aussage kann daraus allerdings nicht abgeleitet werden. Angenommen wird jedoch, dass durch die Stärkung des Immunsystems die Verträglichkeit von Strahlen- und Chemotherapien verbessert werden könnte.

Vermutet wird auch die Möglichkeit einer DNS-Reparatur über die reduzierte Vergärung von Glukose zu Milchsäure unter erhöhter Sauerstoffinduktion. Dabei könnte dieser Gärungsprozess in einen oxidativen umgewandelt werden.

Dr. med. H. Spude (1938) beschreibt, dass giftige Eisenablagerungen aus verbrauchten Blutkörperchen die Ursache bei der Entstehung eines Krebsgeschwürs sein können. Nur dann, beschreibt *Spude*, wenn diese Blutkörperchen wieder zu Hämoglobin umgebaut werden, wird das im Hämoglobin enthaltene Eisen wieder ungiftig.

Spude hat mit einem von ihm mitentwickelten Magnetfeldgerät angeblich eisenhaltiges Geschwulstgewebe zum Zerfall gebracht. Er wurde wegen dieser Theorie von der etablierten Medizin immer wieder heftig angegriffen und sogar gerichtlich verfolgt. Verschiedene Unterlassungsklagen der damaligen pommerschen Ärztekammer hatten jedoch keinen Erfolg.

Pulsierende Magnetfelder im Sport

Neben dem erfolgreichen Einsatz der Magnetfeldtherapie in der sportärztlichen Praxis und in der Sportphysiotherapie gehen auch immer mehr Sportvereine dazu über, die Magnetfeldtherapie ihren Mitgliedern anzubieten. Hier geht es nicht nur darum, sich mit einer außergewöhnlichen Dienstleistung zu profilieren und neben den üblichen sportlichen Angeboten auch eine »Gesundheitsdienstleistung« anzubieten, sondern auch darum, Leistungssportler vereinsintern und gezielt zu unterstützen.

Die Einsatzgebiete sind überwiegend Sportverletzungen aller Art wie Muskelkater, Verspannungen, Verstauchungen, Prellungen, Hämatome, Knochenbrüche und Muskelverletzungen. Daneben werden Magnetfelder zur Verkürzung der Regenerationsphase und zur allgemeinen Leistungssteigerung sowie zur Konzentrationsverbesserung angewandt.

Breitensport – Seniorensport

Seit über einem Jahr bietet der Turn- und Sportverein Dettingen seinen Mitgliedern die optimierte Form der Magnetfeldtherapie als »Wellness«-Dienstleistung an. Zu festgesetzten Zeiten können die Mitglieder eine Behandlung buchen und werden durch Fachleute betreut. Die Resonanz war von Anfang an so gut, dass die Nachmittage inzwischen voll ausgebucht sind. Gerade die Abteilung »Seniorensport« ist sehr angetan von der Möglichkeit, ihren älteren Mitgliedern diese Behandlung anzubieten und damit einigen der Senioren einen Teil verloren gegangener sportlicher Bewegungsfreiheit wieder zurückzugeben.

Leistungssport

Bei vielen renommierten Fußballvereinen hat sich die Magnetfeldtherapie zwischenzeitlich ebenfalls bestens bewährt. Die Einsatzmöglichkeiten sind hier überwiegend im Bereich von Muskelverletzungen zu sehen.

Nach ihrer Knieverletzung 1997 wurde *Steffi Graf* nach erfolglosen Behandlungen eines so genannten Geistheilers einer Kombinationsbehandlung mit pulsierenden Magnetfeldern unterzogen. Daraufhin war die Teilnahme an einem wichtigen Turnier wieder möglich.

Auch *Thomas Muster* konnte nach seiner Knieverletzung in Key Biscane, USA, nach einer Kombinationstherapie nicht nur wiederTennis spielen, sondern auch seinen Platz in der Weltrangliste wieder einnehmen.

Nach einem Auftritt in der Eisrevue »Holiday on Ice« bekam *Hans-Jürgen Bäumler* plötzlich unerträgliche Rückenschmerzen und Krämpfe in den Beinen. Im Krankenhaus dann die zunächst niederschmetternde Diagnose: fortgeschrittene Abnutzung der Wirbelsäule. Mit dem Eislaufen war es vorläufig vorbei. Klinikaufenthalte und andere Behandlungen brachten nur vorübergehende Linderung, bis *Hans-Jürgen Bäumler* durch einen Freund zu einer Heilpraktikerin kam. Nach nur 16 Behandlungen mit pulsierenden Magnetfeldern konnte Herr *Bäumler* nicht nur wieder schmerzfrei laufen, sondern auch ein leichtes Training aufnehmen.

Bei der Olympiade in Atlanta 1996 nutzte das polnische Olympiateam laut einem Bericht in der Fachpresse konsequent die Magnetfeldtherapie. Das Team konnte zum allgemeinen Erstaunen sein bisher höchstes Leistungsniveau bei olympischen Spielen erbringen.

Verschiedene alpine Skiteams und auch einzelne Skisportler (ÖSV-Damen- und Herrenteam, US-Skiteam, Skiteam von Italien) nutzen die Magnetfeldtherapie vor allem bei Meniskus- und Bänderverletzungen.

Bei internationalen Wettkämpfen konnte mit der Magnetfeldtherapie das Problem Jetlag auf eine natürliche Art und Weise gelöst werden – was übrigens einige Fluggesellschaften ihrem fliegenden Personal schon seit Jahren empfehlen.

Die Magnetfeldtherapie in der Zahnheilkunde

Die positiven Einflüsse pulsierender Magnetfelder sind in der Medizin hinreichend beschrieben und haben weit reichenden und zunehmenden Einzug gehalten in die Therapiespektren von Praxen und Kliniken. In der Zahnheilkunde dagegen setzt sich die Nutzung dieser Technologie erst zögerlich durch. Dabei gibt es gerade in der Zahnmedizin vielfältigste Anwendungsmöglichkeiten.

Herr *Dr. med. dent. Thorsten Hüttermann* beschreibt den Einsatz der optimierten Form der Magnetfeldehandlung wie folgt:

Der Einsatz der pulsierenden Magnetfeldtherapie ist unabhängig von persönlichen Behandlungsschwerpunkten. Ob die ganzheitliche Kieferorthopädie, Parodontologie, Implantologie, Chirurgie, die Bissregulierung bei kraniomandibulären Dysfunktionen oder die Herdsanierung im Vordergrund des persönlichen Spektrums steht, die Magnetfeldtherapie kann nahezu jede Maßnahme unterstützend begleiten.

Im Rahmen der ganzheitlichen *Kieferorthopädie* bewirkt der Einsatz des pulsierenden Magnetfeldes eine Steigerung der Stoffwechselaktivität. Diese Steigerung wird durch einen Anstieg der Temperatur deutlich. Der Temperaturanstieg addiert sich zur Stoffwechselaktivität, die durch die kieferorthopädische Maßnahme selbst angeregt wird, und bewirkt so einen leichteren Einstieg und beschleunigten Verlauf der Therapie zum Beispiel in der Bionatorbehandlung.

Geradezu klassisch ist der Einsatz des pulsierenden Magnetfeldes in der *Chirurgie* (mit auch aus der Sportmedizin bekannten Wirkungen). Im Vergleich zu Patienten, bei denen keine Magnetfeldtherapie zum Einsatz kommt, heilen Muskel- und Schleimhautwunden im Rahmen einer postoperativen Nachsorge schneller und komplikationsloser. Postoperative Schwellungen werden deutlich vermindert oder treten gar nicht auf. Knochendefekte und Frakturen heilen schneller, eine Kallusbildung wird forciert.

In der *Parodontologie* ist das Ziel bei der Behandlung einer Parodontose die Stabilisierung der Zähne und Festigung des Zahnhalteapparates. Es hat sich gezeigt, dass sich die Geweberegeneration und dadurch eine Verbesserung des parodontalen Befundes unter Einsatz des pulsierenden Magnetfeldes beschleunigen lässt. Ebenso ist eine schnellere Osseointegration (Einheilung in den Knochen) von Knochenersatzmaterialien und autologem Knochen beobachtet worden. Eine erhöhte Erfolgsquote nach Inserierung von Implantaten ist auch in diesem Zusammenhang denkbar.

Bissregulation

Ein Schwerpunkt der Praxis liegt in der Behandlung von Patienten mit kraniomandibulären Dysfunktionen (durch falsche Bisslage und Körperfehlhaltungen verursacht). Positiv wirkt sich in diesen Fällen das Magnetfeld auf vorgeschädigte oder schmerzende Kiefergelenke aus. Ebenso sind bei diesen Patienten Muskelverspannungen und Triggerpunkte äußerst häufig anzutreffen.

Mit Magnetfeldeinsatz lässt sich schneller ein schmerzfreier Zustand erzielen als ohne Nutzung dieser Therapie. Zum Einsatz kommt ein Kombinationsgerät mit Magnetfeldstab und Matte, mit dem eine allgemeine Entspannung in Kombination mit lokaler Behandlung möglich ist. Triggerpunkte und Myogelosen lassen sich nach Vorbehandlung mit Magnetfeld leichter lösen.

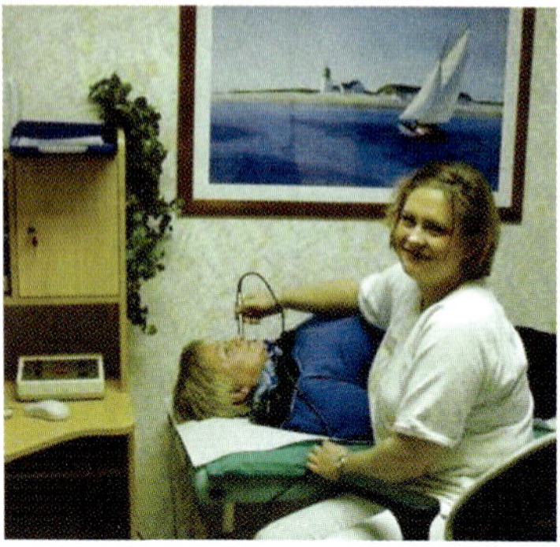

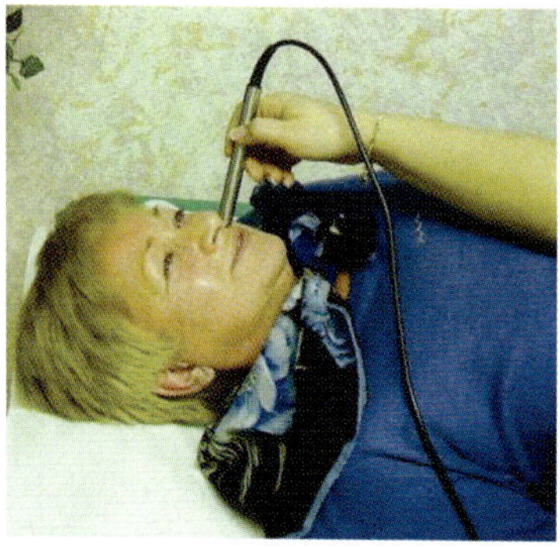

Abb. 20 und 21: Die Magnetfeldtherapie wird auch in der Zahnarztpraxis ganzheitlich und punktuell eingesetzt. (Fotos: *Dr. med. dent. Th. Hüttermann*)

Ein HWS-Syndrom bessert sich in Verbindung mit einer Optimierung der Haltung der Halswirbelsäule. Dadurch ist es möglich, Fehlhaltungen einfacher zu korrigieren und einen Behandlungserfolg z.B. bei kraniomandibulären Dysfunktionen zu beschleunigen.

Sanierung von Störfeldern

Ein weiterer Schwerpunkt der Praxis liegt in der Identifizierung und Sanierung von Störfeldern im Kieferbereich. Zur Identifizierung dient unter anderem das moderne Meridian-Diagnosesystem Prognos®. Insbesondere im Unterkiefer existieren oft Störfelder beispielsweise im Kieferwinkel, die nur schwer operativ angegangen werden können und dann mit begleitenden Risiken wie etwa einer Nervschädigung oder Kieferfraktur verbunden sind. Wünschenswert wäre in diesem Fall eine Verbesserung des Befundes unter Vermeidung eines chirurgischen Eingriffs.

Es hat sich gezeigt, dass der Einsatz des pulsierenden Magnetfeldes bei mit Prognos verifizierten Störfeldern auch ohne operativen Eingriff zu einer Besserung führen kann. Diese Verbesserung reicht bis zum vollständigen Ausschalten des Störfeldes nach wenigen Wochen des Magnetfeldeinsatzes bei einer Anwendung zwei- bis dreimal pro Woche. Das ist natürlich besonders vor dem Hintergrund eines vermiedenen Eingriffes (dessen Narbe ein neues Störfeld darstellen könnte) ein äußerst begrüßenswertes Ergebnis.

Patienten, die eine Herdsanierung benötigen, haben oft auch andere Belastungen wie eine Amalgam- oder Palladium-Unverträglichkeit mit begleitender Belastung der Gewebe. Amalgam hat ohne durchgeführte Ausleitung eine Halbwertszeit von 18 Jahren. Das heißt, nach 18 Jahren ist immer noch die Hälfte der ursprünglichen Belastung im Körper vorhanden.

Die Magnetfeldtherapie bewirkt die Aktivierung der Stoffwechselaktivität im Gewebe und damit auch eine vermehrte Ausscheidung von Schlacken und Abbauprodukten. Die Folgerung liegt nahe, dass die Unterstützung der Ausleitung mit pulsierendem Magnetfeld eine Beschleunigung zur Folge haben kann. Die ersten Nachmessungen mit dem Prognos-System nach mehrmonatiger Ausleitung mit getesteten Substanzen sind vielversprechend, bedürfen aber noch weiterer Untersuchungen.

Die pulsierende Magnetfeldtherapie stellt nach der eigenen Erfahrung eine sinnvolle Ergänzung bekannter und komplementärer Behandlungsmethoden in der Zahnheilkunde dar. Die Magnetfeldtherapie ist nicht an ein striktes Behandlungskonzept gebunden, sondern kann nahezu universell in sämtlichen Bereichen der Zahnheilkunde angewendet werden. Eine weitere Verbreitung dieser wirkungsvollen Therapieform im Sinne ganzheitlicher, schonender Behandlungskonzepte wäre wünschenswert.

Generelle Behandlungsmöglichkeiten in der Zahnheilkunde und Kieferorthopädie:

- odontogene Störfelder und toxische Belastungen (Ausleitung)
- Neuritiden
- Ostitis
- Kieferfehlstellungen, sagittal und transversal
- Bissverschiebungen
- Verzögerung der Zahnentwicklung durch Hypothyreose

Mentalbereich (Psyche)

Die magnetische Sensibilität bestimmter Gehirnzentren wurde erst 1983 forschungsaktiv erfasst. Eine wichtige Rolle spielen das Pinealorgan und die Retina. Betroffen sind jedoch auch

- das limbische System (Hippocampus),
- Hypothalamus (Teil des Zwischenhirns mit ZNS),
- Medulla oblongata (verlängertes Rückenmark),
- Sympathikus und Parasympathikus (Teile des ZNS),

wobei diese wiederum wichtige Regelfunktionen beeinflussen, so zum Beispiel:

- Hormonsekretion,
- Wach- und Schlafrhythmus,
- Wärmeregulation, Körpertemperatur,
- Blutdruck- und Atmungsregulation,
- Hunger- und Sättigungszentrum,
- Fettstoffwechsel,
- Wasserhaushalt,
- Schweißsekretion sowie
- Sexualfunktion.

Der Komplementärgedanke

Das Festhalten an einer rein fachgebietsbezogenen Medizin hat zwar zu einer Spezialisierung der Therapeuten geführt, doch ist dabei der Komplementärgedanke immer mehr ins Hintertreffen geraten. Nur einige wenige haben sich als überzeugte Mittler einer ganzheitlichen Medizin den Aufgaben einer veränderten Umwelt gestellt. Die Veränderung dieser Umweltbedingungen hat zu einer drastischen Zunahme nicht nur der klassischen und bekannten Krankheitsbilder, sondern auch von multiplen Krankheitsbildern geführt. Oftmals sind bei solchen besonders kritischen Fällen Kombinationen mit anderen Therapieformen sogar dann erfolgreich, wenn die bisher durchgeführte Solobehandlung nicht den erwünschten Erfolg gebracht hat.

Sicher kann bei einer kombinierten Anwendung verschiedener Therapieformen eine Wirksamkeit über »wissenschaftliche« Studien nur schlecht nachgewiesen werden. Aber würde dies das subjektive Empfinden eines »geheilten« Patienten beeinflussen? Wohl kaum – für ihn ist wichtig, dass ihm geholfen wird.

Kombination der Magnetfeldtherapie mit anderen Behandlungsmethoden

Die nachfolgende Übersicht fasst zusammen, in welcher Weise die Behandlung mit pulsierenden Magnetfeldern andere ganzheitliche Therapieverfahren unterstützen kann.

Sauerstofftherapien H.O.T. Ionisierung Ardenne	Verbesserung der O_2-Bindung an die Erythrozyten, Optimierung des PO_2-Drucks auf das Gewebe, Vitalisierung des Blutes, Regulierung des Sympathikus- bzw. Parasympathikus-Tonus, Stärkung der Atemmuskulatur
Eigenblutbehandlung	Entspannung der Gefäßmuskulatur, signifikante Verkürzung des intramuskulären Hämatoms, Vitalisierung des injizierten Blutes
Akupunktur TCM Ohr-Augakupunktur	Lösung von Blockaden, Erhöhung der meridianen Bereitschaft, Reduzierung der Patientensensibilität gegenüber Nadelung, psychische Stabilisierung, Beeinflussung durch Sedierung bzw. Tonisierung
Farbtherapien	Kooperation durch angepasste Frequenzkombinationen
Reflexzonentherapien	Wirkungsverbesserung durch angepasste Frequenzen
Manuelle Therapien Massagen Feldenkrais Wirbelsäulentherapien	Verbesserung bei Durchblutungsstörungen, Lösung von muskelbedingten Blockaden, Reduzierung von Schmerzsymptomen, Optimierung der Histaminregulation, Kalziumeinbau
Informationstherapie (B.I.T.) Bioresonanztherapie	Verbesserung der Trägereigenschaft für Informationen, Sensibilisierung der Regulationszentren, bei Allergien durch eine Optimierung der Histaminwerte
Chakrenbehandlung	Lösung von Blockaden innerhalb der Chakren, Beeinflussung durch Sedierung bzw. Tonisierung

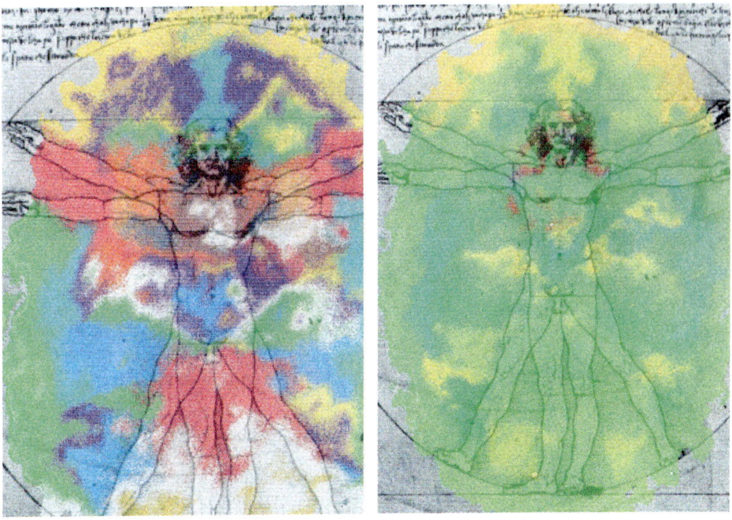

Abb. 22: Nach einer Magnetfeldbehandlung ist eine eindeutige Harmonisierung der Chakren zu erkennen. (Quelle: Fa. Mei Kiener, Aurareading, München)

Wer heilt, hat Recht! Für viele ein völlig »unwissenschaftlicher« Satz, deshalb auch immer noch von einigen Unverbesserlichen belächelt. Die vorliegenden Berichte erfüllen sicher nicht immer die Kriterien so genannter »wissenschaftlicher« Studien, jedoch sind sie das Ergebnis einer meist gewissenhaften Arbeit in der naturheilkundlich orientierten Praxis.

Nachdem unsere staatliche Gesundheitsversorgung in Zukunft auf eine Grundversorgung reduziert wird, kann einer Wandlung zum »mündigen und eigenverantwortlichen« Patienten nichts mehr im Wege stehen. Dabei profitiert auch der Therapeut, kann er doch nun guten Gewissens naturheilkundliche Methoden nicht selten als kostengünstigere und auch humangerechtere Methode anbieten.

Wir geben nach wie vor viel Geld für überflüssige Operationen, teure und oft wirkungslose Medikamente aus. Die Anwendung pulsierender Magnetfelder bietet hier einen Ansatz zu sinnvollem therapeutischen Handeln.

Anwendungsbeispiele – Erfahrungsberichte – Studien

Hinweis: Dieses Buch ist sorgfältig erarbeitet worden. Die angegebenen Einstellwerte sind Erfahrungswerte. Sie beziehen sich auf die im jeweiligen Fall eingesetzten Geräte und Behandlungsmethoden. Ein Heilanspruch bei ähnlichen oder anderen Fällen ergibt sich daraus nicht. Autor und Verlag können für eventuelle Nachteile, die aus den im Buch aufgeführten Beispielen und Hinweisen resultieren, keine Haftung übernehmen.

Dr. med. Gantzer und H. Wilhelm, Bad Tölz
Wurzelbeinsyndrom, Adipositas magn., starke Schmerzen, Antriebslosigkeit, 39-jährige Patientin

Bisher keine Erfolge mit Neuraltherapie, Akupunktur, Chirotherapie und Physiotherapie.

Nach sieben Behandlungen mit einem Magnetfeld-Kombisystem unter gleichzeitigem Einsatz von Mattenapplikator und Stab bei hoher Frequenz konnten die Schmerzsymptome bereits deutlich reduziert werden. Gleichzeitig waren eine Antriebssteigerung und eine 10%ige Gewichtsreduktion zu vermerken. Begleittherapie: Akupunktur.

Dr. med. Gantzer und H. Wilhelm, Bad Tölz
Spondylitis ankylosans, Osteoporose, Schmerzen, Bewegungseinschränkung, 71-jährige Patientin

Nach Neuraltherapie und Rehabilitationsbehandlung keine wesentliche Besserung.

Nach acht Wochen und 16 Behandlungen mit Matte und Stab wurden eine Besserung des Allgemeinbefindens mit Schmerzreduktion und eine signifikante Steigerung der Beweglichkeit im Thoraxbereich festgestellt. Eine Zunahme von Knochendichte konnte, da die Behandlungszeit für eine Knochendichtemessung zu kurz war, nicht diagnostiziert werden. Bei beiden Fällen wurde ein Kombisystem nach der neuen optimierten Form der Magnetfeldtherapie eingesetzt. Begleittherapien: Akupunktur und physikalische Therapie.

Dr. med. Rippert, Wiesbaden
Pseudarthrose, Fraktur der Spongiosa, schlecht heilend, Gehhilfe, 27-jähriger Patient

Nach einer Tumorentfernung (Osteofibrom im rechten Unterschenkel) erfolgte der Einsatz einer Spongiosaplastik. Danach Bruch der verbliebenen Knochenbrücke. Nach mehrmaligem Klinikaufenthalt nach eineinhalb Jahren zunehmende Verschlimmerung mit Bildung einer Pseudarthrose.

Dem Patienten wurde eine Magnetfeld-Heimtherapie verordnet. Die Kosten übernahm die gesetzliche Ersatzkasse des Patienten. Nach 13 Wochen bei täglicher Behandlung konnte radiologisch bereits eine verstärkte Kallusbildung festgestellt werden. Die Pseudarthrose war nicht mehr feststellbar und die Spongiosa kräftig durchbaut. Der Patient war sechs Wochen später wieder voll arbeitsfähig.

Dr. med. W.F.J. Nielsen, Preetz
Trümmerfraktur des rechten Oberarms, **Hämatom, Hautverätzung,** starke Schmerzen, 67-jährige Patientin

Schwerer Zugang im Oberarmkopfbereich und mechanische Synthese der Knochensplitter. Dadurch keine Operation möglich. Durch eine Eigenbehandlung des schweren Hämatoms im Oberarm und im rechten Brustbereichs mit chinesischem Öl war die Haut in diesem Bereich stark verätzt.

Die durchgeführten mehr als 20 Magnetfeldbehandlungen brachten nach sechs Wochen bereits einen erstaunlich schnellen Erfolg. Das schwere Hämatom sowie die Verätzungen heilten während dieser Zeit ebenfalls gut und störungsfrei aus. Begleittherapie: passive Bewegungstherapie.

Dr. med. W.F.J. Nielsen, Preetz
Humerusfraktur (Oberarmbruch), durch eine Parese schlechte Heilungstendenz, 13-jähriger Patient

Durch die Magnetfeldtherapie und eine passive Bewegungstherapie konnte der Junge bereits nach fünf Wochen wieder am Sportunterricht teilnehmen.

Dr. med. R. Baumelt, Rastatt
Bandscheibenvorfall mit chronischer lumboischialgischer Symptomatik, chronisches HWS-Syndrom, starke Schmerzen, nach Operation schlechter Zustand, 52-jährige Patientin

Bisher wurden ohne Erfolg einige physikalische Therapien durchgeführt. Zur Schmerzreduktion bekam die Patientin Schmerzmittel.

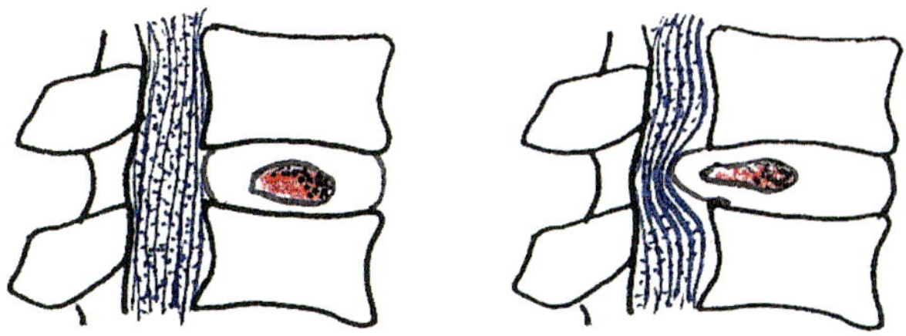

Abb. 23: Schematische Darstellung eines Bandscheibenvorfalls (Zeichnung: *H.-D. Wagner*)

Die Anwendung pulsierender Magnetfelder brachte bereits nach kurzer Zeit eine Linderung der Schmerzen und mehr Bewegungsfreiheit, sodass die Heimbehandlung mit einer so genannten Magnetfelddecke über einen längeren Zeitraum empfohlen werden konnte.

Dipl. Ing. Robert Wagner, Heilpraktiker, Fellbach
LWS-Syndrom, Subluxation, Gonarthrose und beidseitige **Coxarthrose,** 82-jährige Patientin

Durch die langjährige Medikation war die Patientin weitestgehend behandlungsresistent. Der vorgelegte Befund war unvollständig. Zunächst konnte aufgrund manifestierter Blockaden nicht therapiert werden. Nach Lösung der Bindegewebsblockaden konnte mit einer Magnetfeldbehandlung begonnen werden.

Nach einer Behandlungsfolge von neun Behandlungen innerhalb von sieben Wochen war die Patientin schmerzfrei, die Beweglichkeit weitestgehend wieder hergestellt. Auch acht Wochen nach der letzten Behandlung war die Patientin immer noch schmerzfrei.

Dipl. Ing. Robert Wagner, Heilpraktiker, Fellbach
Epilepsie, klinisch diagnostiziert, häufige unregelmäßige Anfälle, Unsicherheit, stark reduziertes Bewusstsein, Mut- und Lustlosigkeit, 20-jähriger Patient

Die bisherige klinische Medikation mit Tegretal 200 wurde aus eigenen Stücken abgesetzt, da die dämpfende Wirkung keine halbwegs normale Teilnahme am Umfeld möglich machte. Die Gedächtnisleistung, der psychische Zustand und die Teilnahmsfähigkeit hatten sich deutlich verschlechtert, die Anfallshäufigkeit war dabei aber unverändert geblieben. Bei der durchgeführten Irisdiagnose wurden auffällige Krampfringe und Solarstrahlen im Kopffeld festgestellt, außerdem ein Neurathenikerring sowie eine hämatogene Konstitution.

Therapie: Einmalige homöopathische Gabe von Luesinum C 200 und Ohrakupunktur nach *Nogier.* Gleichzeitig erfolgte die Magnetfeldtherapie. In diesem besonderen Fall wurde ausschließlich der Magnetstab einmal pro Woche mit 4 Hz je 2 Minuten lokal an der Stirn und während der Ohrakupunktur eingesetzt.

Nach 2 Wochen: Deutliche Aufhellung.

Nach 4 Wochen: Der Patient hatte bisher keinen Anfall mehr und war wieder auf Arbeitssuche.

Nach 6 Wochen: Der Patient hatte wieder eine Arbeitsstelle und war nach eigener Einschätzung wieder normal leistungsfähig.

Dipl. Ing. Robert Wagner, Heilpraktiker, Fellbach
Rezidivierende Rückenschmerzen, Diskusprolaps, Ischialgie, Hypertonie, 59-jährige Patientin

Die bisherige medikamentöse Behandlung hatte nur bedingt Erfolg gezeigt. Nach einer vierwöchigen Behandlungsfolge mit jeweils zwei Behandlungen bei 3 Hz war die Patientin auch unter Belastung schmerzfrei. Zusätzlich wurde nur bei Akutschmerzen während der Anfangszeit eine Neuraltherapie durchgeführt.

Dipl. Ing. Robert Wagner, Heilpraktiker, Fellbach
Lumbalischialgie, stark ausgeprägte **Osteoporose, Herzinfarkt,** 58-jährige Patientin

Seit acht Wochen chronische Rückenschmerzen und Magen-Darm-Störungen. Es wurden zehn Behandlungen bei 8 bzw. 9 Hz durchgeführt. Bereits nach vier Behandlungen deutliche Besserung der Magen-Darm-Störungen mit vorerst nur vorübergehender Schmerzfreiheit. Vermutlich aufgrund der Reizwirkung trat eine bisher nicht festgestellte Störung im Bereich der Hals- und Brustwirbelsäule auf. Diese hatte sich nach weiteren vier Anwendungen gebessert. Die Patientin war nunmehr längerfristig schmerzfrei. Begleittherapie: Neuraltherapie, Medivitan.

Dipl. Ing. Robert Wagner, Heilpraktiker, Fellbach
Chronischer LWS-Schmerz (Bewegungsschmerz), chronische Mundtrockenheit, Tränenbildung, Katarakt (altersbedingt), 82-jährige Patientin

Die Behandlung erfolgte mit einem Kombinationsgerät unter Verwendung von Matte und Magnopunkturstab bei 8–10 Hz sowie einer Behandlungsfolge mit 11/38/70 Hz (einmal wöchentlich). Besserung nach acht Behandlungen. Nach dem Einsatz eines

Testgerätes mit automatischer Polaritätsumschaltung von nord- auf südpolares Feld nochmals deutliche Besserung.

Annette Hättich, Ärztin, Starnberg
Daumengrundgelenksarthrose, schmerzhafte Gelenkveränderung, 65-jährige Patientin

Die bisherigen hohen Voltaren- und Cortison-Gaben aus den vorangegangenen Arztbesuchen hatten immer nur eine vorübergehende Linderung verschafft. Die Nebenwirkungen waren jedoch äußerst belastend (Magengeschwür). Die Patientin kam vier Wochen vor einem bereits angesetzten Operationstermin in die Praxis.

Beginn der Magnetfeldtherapie mit Matte und Magnopunkturstab. Therapiert wurde nach der optimierten Methode unter gleichzeitigem Einsatz von Matte und Stab.

Matte	1. Woche täglich 7 Hz 2. Woche täglich 12 Hz 3. Woche täglich 18 Hz	20 % Intensität, 1,2 mT 20 % Intensität, 1,2 mT 40 % Intensität, 2,4 mT	10 Min. 10 Min. 10 Min.
Stab	parallel zur Matte täglich 18 Hz	25 mT, punktuell	3 Min.

Nach dieser Behandlungsfolge trat eine spürbare Besserung ein. Die Schmerzen waren weitestgehend verschwunden. Lediglich zwischendurch traten wetterbedingte leichte Schmerzen auf. Dieser Zustand hielt auch noch nach einem Jahr an. Begleittherapie: Homöopathie.

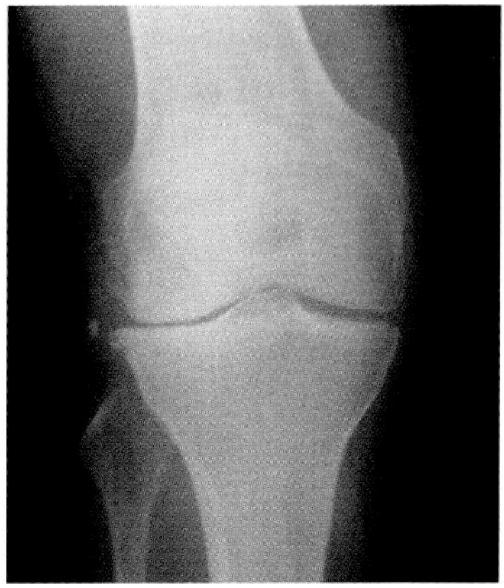

Abb. 24: Gelenkarthrose (Quelle Fa. Wagner Therapiesysteme)

Annette Hättich, Ärztin, Starnberg
Durchblutungsstörungen an den Beinen, **Gonarthrose** beidseitig, starke Schmerzen, eingeschränkte Beweglichkeit, 70-jähriger Patient

Bisherige schulmedizinische Medikation mit hoch dosiertem Voltaren und anderen Mitteln hatte nur kurzfristige leichte Linderung gebracht.

Es folgte viermal pro Woche die Behandlung mit der Ganzkörpermatte bei 24 Hz und 40 % Intensität sowie die gleichzeitige Anwendung des Magnopunkturstabes bei 18 Hz.

Nach 29 Behandlungen war ein Bein völlig und das andere Bein spürbar schmerzfreier. Die allgemeine Beweglichkeit sowie die Durchblutung hatten sich objektiv und subjektiv bei beiden Beinen verbessert. Der Patient wandte die Therapie mit einem Heimgerät weiter an und war unter ständiger ärztlicher Kontrolle. Sein Befinden bezeichnete der Patient selbst wieder als zufrieden stellend.

Bei vielen Patienten hat sich erst durch die Anwendung der optimierten Magnetfeldtherapie der erwünschte Durchbruch gezeigt. Dabei konnte sich der kombinierte Einsatz von Matte und Stab in allen Fällen bewähren.

Praxis für Naturheilkunde und Physiotherapie, Helga Popp, Würzburg
Coxarthrose links, **Thrombozytopenie (Thrombopenie),** Belastungsschmerz, unzureichende Thrombozytenzahl eventuell durch Strahlenschäden oder Intoxikation, 63-jährige Patientin

Die Patientin war bezüglich der Arthrose bereits zur Operation vorgesehen. Diese konnte jedoch aufgrund der Thrombopenie nicht durchgeführt werden. Sonst erfolgte bisher nur eine klassische medizinische Medikation. Als Ursache für die Coxarthrose wurde eine Beckenschiefstellung diagnostiziert.

Therapie: Wirbelsäulentherapie nach *Popp* und optimierte Form der Magnetfeldtherapie. Begleittherapie: Homöopathische Behandlung.

Die Behandlung und Korrektur erfolgte erst auf der Basis der neu entwickelten Wirbelsäulentherapie nach *Popp*. Danach wurde die Magnetfeldbehandlung mit der Ganzkörpermatte bei 20 Hz über 10 Minuten sowie mit dem Stab bei 20 Hz über 5 Minuten durchgeführt. Bereits nach der vierten Behandlung konnte eine deutliche Besserung der Beschwerden festgestellt werden. Bei einem sechs Monate später stattfindenden Klinikbesuch wurde auch eine deutliche Zunahme der Thrombozyten festgestellt, worauf die Operation wieder terminiert werden sollte. Diese wurde jedoch seitens der Patientin abgesagt, da sich die Coxarthrose zwischenzeitlich stark gebessert hatte. Die Patienten setzte seit einiger Zeit ein Heimgerät für sich und die ganze Familie ein.

Praxis für Naturheilkunde und Physiotherapie, Helga Popp, Würzburg
Skoliose mit **Torsion des Kreuzbeins, Bandscheibenprolaps, Subluxation** beider Hüftgelenke mit **vertikalem Beckenschiefstand, Muskelatrophie, Hypertrophie** der Rückenmuskulatur, starke Schmerzen, Sitzen nur eingeschränkt möglich, 30-jährige Patientin

Die bisherigen Therapieansätze (Gymnastik, Physiotherapien) hatten keinen Erfolg. Durch die Geburt ihres Kindes verschlechterte sich der Zustand zusehends.

In Verbindung mit der Wirbelsäulentherapie nach *Popp* wurden fünf Magnetfeldbehandlungen (Frequenz 10 Hz) durchgeführt. Seitdem weitestgehend beschwerdefrei. Nur bei starker körperlicher Belastung (Umzug) traten Probleme auf, die jedoch nach einer Behandlung verschwanden. Die Skoliose und die Muskelbeschwerden hatten sich ebenfalls gebessert.

Herr und Frau *Popp* setzen bei fast allen Wirbelsäulen- und Beckenkorrekturen automatisch die optimierte Form der Magnetfeldbehandlung ein. Dabei können sowohl vor einer manuellen Behandlung Verspannungen oder Myogelosen gelöst werden als auch nach der durchgeführten Manualtherapie zum Beispiel positive Therapieeffekte erheblich verstärkt werden. Auftretende Erstverschlimmerungen werden als Heilreaktion gewertet und zeigen meist den positiven Verlauf der Behandlung an.

Bei chronischen Verläufen und den entsprechenden Langzeittherapien wird die Anschaffung eines Heimgerätes empfohlen, wobei die Verlaufskontrolle durch den Therapeuten erfolgt. Auch einer Präventivbehandlung zur Erhaltung von Vitalität und Spannkraft sollte in jedem Fall aus Gründen der Eigenverantwortung zugestimmt werden.

Dr. med. Toma K., Brachttal
Diabetes mellitus, reduzierter Blutzucker, mehrere Patienten

Bei einer täglichen Kombinationsbehandlung mit pulsierenden Magnetfeldern, Rotlichtbestrahlung und Elektrotherapie konnte bei vielen behandelten Patienten die Insulingabe um bis zu 40 % reduziert werden. Beobachtet wurde dabei eine Verstärkung des Metabolismus durch eine Hypertrophie der Inselzellen.

Diese Beobachtungen hat *Dr. K.* während seiner Tätigkeit in Deutschland und den USA gemacht.

Dr. med. Franz Morell, Ottfingen/Olpe
Mittelohrgeschwulst (Cholesteatom), 62-jährige Patientin

Nach Operation erneute Probleme, Schmerzen und eitriger Ausfluss. Eine zweite Operation aufgrund des schlechten Allgemeinzustandes war zu diesem Zeitpunkt nicht möglich.

Beginn der zweiwöchigen Magnetfeldtherapie zweimal täglich mit langsam steigender Frequenz. Nach Beendigung der Behandlungsfolge hatte die Patientin keine Schmerzen mehr, das Ohr war trocken. Eine Untersuchung sechs Wochen nach der Behandlungsfolge durch den HNO-Fachkollegen ergab: Der Zustand war stabil geblieben, das Ohr war immer noch trocken. Das Cholesteatom befand sich in einem Ruhezustand.

Dr. med. Franz Morell, Ottfingen/Olpe
Knochenzyste am linken Oberschenkel mit Knochenspanverpflanzung nach durchgeführter Operation, 5-jähriger Patient

Obwohl die Operation drei Monate zurücklag, konnte der Junge vor Schmerzen nicht gehen. Bereits nach der fünften Magnetfeldbehandlung begann der Patient aufrecht und frei – ohne den zuvor angenommenen Schongang – zu gehen.

Die Schmerzzustände hatten sich weiterhin leicht gebessert. Nach weiteren zehn Tagen ging er normal und war völlig schmerzfrei. Ein Jahr nach der Behandlung war der Zustand konstant gut.

Petra S., Heilpraktikerin, Starnberg
Herzrhythmusstörungen, Schlafstörungen, Angstzustände, ständige Herzprobleme, 84-jährige Patientin

Während der letzten Jahre musste mehrmals nachts der notärztliche Dienst in Anspruch genommen werden. Die klassischen Behandlungen hatten keine Veränderung gebracht.

Nach der regelmäßigen Nutzung eines Praxis-Leihgerätes (Heimgerät mit Matte) war seit Monaten kein einziges Mal der Notarzt bei der Patientin gewesen. Sie schlief seit langem wieder ohne Schlafstörungen und ohne Angstzustände durch. Die Patientin hat ein Heimgerät erworben.

Praxis für ganzheitliche Regeneration, A. Holler, München
Ulcus cruris am linken Bein, **Coxarthrose** beidseitig, **Venenentzündung** am rechten Bein, starke Schmerzen, eingeschränkte Beweglichkeit, 62-jährige Patientin

Die Patientin wurde von einer Praxis überwiesen, nachdem alle traditionellen Möglichkeiten ohne zufrieden stellendes Ergebnis ausgeschöpft waren.

Die Patientin wurde zunächst eine Woche lang einmal täglich mit Kissen und Stab gleichzeitig behandelt. Die Therapie erfolgte auf dem Kissen stehend bei mittlerer Frequenz und 2 mT über zehn Minuten sowie gleichzeitig mit dem Stab mit 18 Hz und 25 mT jeweils 3 Minuten an beiden Knien und ebenfalls 3 Minuten bei gleicher Frequenz an der offenen Wunde. Begleittherapie: Aloe-vera-Gel innerlich und äußerlich.

Nach einer Woche ließen die Schmerzen nach. Die Patientin konnte bereits mit dem Fahrrad zur Behandlung kommen. Die Behandlung wurde noch zwei Wochen fortgesetzt. Zur Festigung des guten Ergebnisses hatte die Patientin für vier Wochen ein Mietgerät bekommen.

Praxis für ganzheitliche Regeneration, A. Holler, München
Hyperaktivität, Konzentrationsschwäche, Kopfschmerzen, Aggressivität, Bettnässen, 12-jähriger Patient

Die Symptome, verbunden mit täglichem Bettnässen, waren vor sechs Monaten mit dem Bezug eines neuen Hauses aufgetreten. Psychiatrische und psychologische Tests zeigten kein abnormes Bild. Die schulischen Leistungen waren gut. Auffallend war, dass seitdem die ganze Familie (außer dem Vater, Nachtarbeiter) unter plötzlichen Kopfschmerzattacken litt.

Nach einer Störfelduntersuchung auf geopathische Störfelder (Erdstrahlen und technische Störfelder) und den daraus resultierenden Schlafplatzveränderungen wurde zur Heimbehandlung ein Mietgerät zur Verfügung gestellt.

Bei einer täglicher Anwendung mit 3 Hz konnten nach vier Wochen erste Besserungstendenzen festgestellt werden. Nach weiteren vier Wochen reduzierte sich das nächtliche Wasserlassen auf zweimal die Woche. Nach zwei weiteren Wochen zeigte sich wieder ein normales ausgeglichenes Verhalten. Das Bettnässen war komplett verschwunden. Bei der Mutter und der Schwes-

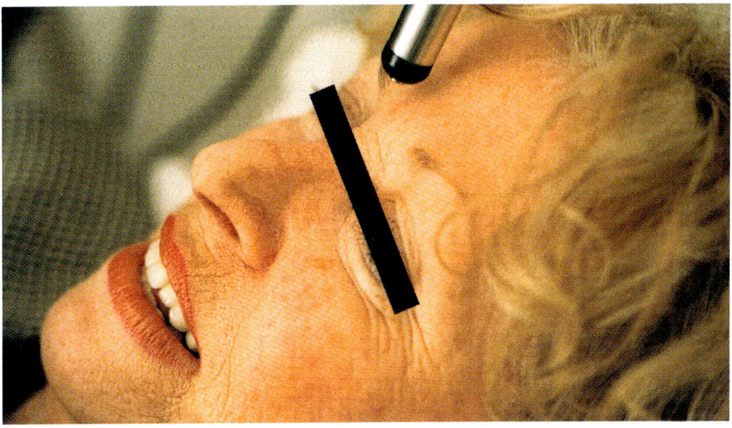

Abb. 25: Behandlung der Stirnhöhle mit dem Magnopunkturstab (Foto: Fa. Wagner Therapiesysteme)

ter ließen die Kopfschmerzen bereits nach drei Wochen nach. Begleittherapie: Silicea.

Praxis für ganzheitliche Regeneration, A. Holler, München
Chronische Sinusitis, beidseitig mit **Stirnhöhlenkatarrh,** starker Druck und mittlerer Kopfschmerz, 48-jährige Patientin

Bisherige Behandlungen mit Antibiotika hatten nur kurzfristig einen Rückgang gebracht. Nach nur zwei bis drei Wochen traten die Anfangssymptome wieder auf.

Schon bei der ersten Behandlung begann sich Sekret zu lösen und der Druck wurde geringer. Nach sechs Behandlungen mit dem Stab, beginnend mit 3 Hz bis 8 Hz steigernd, war die Patientin beschwerdefrei. Eine Folgebehandlung fand erst wieder nach vier Monaten statt.

Dr. med. Susanto Y. Schink, Altensteig
Makuladegeneration beider Augen, **Altersschwäche, Kreislauflabilität, Varikose** beidseitig, **Hemiplegie** linksseitig (nach einer Apoplexie), **Herzschwäche,** drastische Sehverschlechterung, etwas altersschwerhörig, Neigung zu Obstipation. Andere Diagnosen (in diesem Bericht nicht besonders erwähnt): Diabetes mellitus, Keratoconjunktivitis sicca, 86-jährige Patientin

Die bisherigen Behandlungen hatten keine wesentliche Änderung gebracht. Nach der Apoplexie war die Patientin im Pflegeheim und erst nach acht Wochen wieder gehfähig.

Verlaufsprotokoll

Sehtest mit Gittertest und Nahlesetest:
Ca. 70 % Zahlen und Wörter fehlerfrei erkennbar. Nur die Symbole nicht erkennbar.
Oculustest: Visuswerte für d = 40 cm (Visuswerte für D = 30 cm).

04.05.98 Beginn der Behandlung
fehlerfrei bei   0,2 (0,16)   (25 cm = 0,125)   70 %
Bis zum 5. Behandlungstag am 08.05.98 täglich Doppelsitzung (Augakupunktur).

Am 5. Behandlungstag
fehlerfrei bei   0,32 (0,25)   (25 cm = 0,2)   100 %
Bis zum 8. Behandlungstag am 03.06.98 einmal wöchentlich Doppelsitzung.

Am 8. Behandlungstag
fehlerfrei bei   0,4 (0,32)   (25 cm = 0,25)   100 %

Ab 20.05.98 einmal wöchentlich Injektion mit Ginkgo zur Durchblutungsförderung.

Verlaufsprotokoll (Fortsetzung)

Ab 16. Tag (10.09.98) begann die zusätzliche Behandlung zunächst vier Wochen lang zweimal wöchentlich, dann nur mehr einmal wöchentlich (bis zum Dezember 98) mit dem Kombi-Magnetfeldsystem wie folgt:

Matte: 10/15 Hz, 20/40 % Intensität, 10/10 Minuten

Stab: 3 Hz, 3 Minuten pro Punkt
Beide Augäpfel (Augen geschlossen), Hand- und Fuß-Punkt
Ergänzend Le 3, Ni 3, Mg 36, Di 4, Ga 20, Ga 37, Bl 67

Die augenärztliche Untersuchung am 01.12.1998 hatte außergewöhnlich gute Therapieergebnisse nachgewiesen. Auch die Kreislaufprobleme hatten sich gebessert. Deutlich gebesserte Gefäßzeichnung besonders in der linken Knöchelgegend. Dort war fast kein Venenstau mehr zu sehen, im Gegensatz zum Zustand bei Beginn der Behandlung.

Das allgemeine Befinden hatte sich sowohl physisch als auch psychisch stabilisiert. Die Blutfarbe war heller geworden und die Viskosität war flüssiger. Unter Berücksichtigung des hohen Alters der Patientin ein sehr guter Erfolg.

Dr. med. Rainer Baumann, Karlsruhe-Durlach
Hüftendoprothesenlockerung, Bewegungsschmerz, 77-jährige Patientin

Nach einer diagnostizierten Endoprothesenlockerung rechts wurde eine Austauschoperation empfohlen, diese aus Altersgründen jedoch verworfen. Es sollte ein Versuch mit pulsierender Magnetfeldtherapie gestartet werden.

Nach vier Monaten regelmäßiger Behandlung war eine vollständige Stabilisierung radiologisch feststellbar. Es wurde keine Austauschoperation notwendig.

Dr. med. Rainer Baumann, Karlsruhe-Durlach
Endoprothesenlockerung, Knochenbrüche, 18 Patienten

Es wurden die Ergebnisse von insgesamt 18 Fällen festgehalten. Als Indikationsbeispiele stellten sich 12 Patienten mit gelockerten Endoprothesen und 6 aufgrund einer verzögerten Knochenbruchheilung zur Verfügung.

Die Behandlungsdauer betrug mindestens drei Monate und längstens sechs Monate. Von den insgesamt 18 Personen sind 3 nicht mehr zur Nachuntersuchung erschienen, ein weiterer Fall läuft noch. Es verblieben somit 14 Fälle zur Bewertung.

Endoprothesen-lockerung	8 auswertbare Verläufe In 4 Fällen konnte eine Austauschoperation aufgrund der guten Festigung vermieden werden. Bei 2 Fällen bildeten sich die Beschwerden so weit zurück, dass dadurch voraussichtlich ein erheblicher Zeitgewinn bis zu einer eventuellen Austauschoperation erreicht werden konnte. In 2 Fällen war keine wesentliche Besserung zu verzeichnen.
Statistik	50 % sehr gut 25 % gut 25 % ohne Erfolg bzw. vorzeitiger Abbruch
Knochenbrüche	6 auswertbare Fälle In allen 6 Fällen konnte eine rasche Ausheilung innerhalb der Behandlungszeit radiologisch nachgewiesen werden.
Statistik	100 % sehr gut

Bei der Behandlung dieser Fälle wurde keine Übertragerspule implantiert! Daraus ergibt sich, dass bei Anwendung der optimierten Form der Magnetfeldtherapie für einen Erfolg keineswegs die Implantation einer speziellen Spule notwendig ist, zumal dieser Eingriff eine zusätzliche Belastung für den Patienten darstellt. Der vielfach geäußerten Vermutung, dass eine zusätzliche implantierte Metallspule den Therapieeffekt induzierter magnetischer Felder verbessert, muss folgendes entgegengehalten werden:

Die Erfolge bei Pseudarthrosen und Frakturen (in der Regel ohne Metallimplantate) stellen sich sogar günstiger dar als bei den Endoprothesenlockerungen, obwohl die Endoprothese (falls aus leitfähigem Metall) eigentlich als Übertragerspule – ähnlich einer implantierten Spule – wirken müsste.

Bisherige Berichte beim Einsatz einer implantierten Spule in Verbindung mit Endoprothesenlockerungen haben z.B. an der Technischen Universität München laut Internetbericht von 130 Fällen bei 60 Fällen ein sehr gutes und bei 12 ein gutes Ergebnis gezeigt. Dies entspricht einer Statistik von knapp 45 % sehr gut und 9,5 % gut. Der Rest wurde in diesem Bericht nicht bewertet.

R. Maria Parotat, Heilpraktikerin, Bergheim
Asthma, Hausstauballergie, quälende Hustenattacken, 40-jährige Patientin

Bisherige Behandlungen mit Cortison und auch naturheilkundliche Behandlungen wie Entgiftungen, Immunmodulation, Pilzbehandlung und Entsäuerung haben nur einen geringen Erfolg gebracht.

Es wurde für die nächste Zeit eine Magnetfeldtherapie angesetzt. Nach vier Wochen täglicher Behandlung bei 10 und später 15 Hz über 10 Minuten – nur mit der Ganzkörpermatte – waren die Hustenattacken bis auf einzelne, jedoch schwächere Anfälle deutlich reduziert. Eine begleitende Immunmodulation zeigte jetzt ebenfalls erste Erfolge.

R. Maria Parotat, Heilpraktikerin, Bergheim
Epicondylitis, Bewegungsschmerz, Wetterfühligkeit, 50-jährige Patientin

Bisher war nur mit geringem Erfolg mit Cortison und alternativ mit Akupunktur behandelt worden.

Die Magnetfeldbehandlung wurde zunächst auf vier Wochen und zwölf Behandlungen festgesetzt. Es wurde nur ein Mattenapplikator mit einer Anfangseinstellung von 10 Hz, nach einer Woche mit 18 Hz eingesetzt.

Nach einer massiven Erstverschlimmerung wollte die Patientin die Therapie absetzen, die Schmerzen waren größer als vor Beginn der Behandlung. Nach einem intensiven Beratungsgespräch wurde die Therapie jedoch fortgeführt. Nach wenigen Tagen zeigte sich bereits eine leichte Besserung, die sich zum Ende der Behandlung hin zusehends verstärkte.

Lina Wehle, Heilpraktikerin und Geopathologin, Kassel
Intoxikation durch chemische Stoffe, **Allergie, Kopfschmerzen,** Hautausschlag, psychische Labilität, Druckgefühl im Kopf, 62-jährige Patientin

Bisherige medikamentöse Behandlungen mit Hautsalben (cortisonhaltig) und Schmerzmittel hatten keine Änderung gebracht. Bei einer neuen Diagnose durch Nosoden-Testung wurde eine schwere Intoxikation durch chemische Stoffe diagnostiziert. Eingesetzt wurden eine Magnetfeldmatte mit 12 Hz und ein Magnetopunkturstab mit 5 Hz (lokal am Schädelknochenansatz).

Nach zwei Behandlungen verschwand der Druck im Kopf, nach der fünften Behandlung auch die Kopfschmerzen. Der Hautausschlag hatte sich leicht zurückgebildet. Zusätzlich wurden Ausleitungsmedikamente oral und injiziert verabreicht. Die Patientin kam nur noch sporadisch zur Magnetfeldtherapie.

Eine Kontrolle ergab auch noch nach acht Wochen ein unverändert positives Bild. Auch die allergischen Reaktionen bildeten sich weiter zurück.

Der Praxisschwerpunkt von Frau *Wehle* liegt im Bereich »Umweltkrankheiten«. Die Abstimmung von Nosoden und Magnetfeldtherapie auf den Patienten erfolgt mittels Biotensor. Diese Methode hat sich zur Herstellung einer Schwingungskompatibilität zwischen Patient und Medikament bestens bewährt. Je nach Ermittlung der vorhandenen Belastungen wird der Therapieverlauf festgelegt. Dabei beträgt der Behandlungsabstand erfahrungsgemäß zwischen vierzehn und zwei Tagen. Zur Behandlung und Ausleitung wird erfolgreich die optimierte Form (Matte und Stab) der Magnetfeldtherapie eingesetzt.

Massage- und Kosmetikpraxis, Sigrid und Dietmar Vogel, Ottobrunn

Muskelverspannung, Spannungsschmerz, Sinusitis, Schmerzen, Spannungsdruck, schlechter Allgemeinzustand, 43-jähriger Patient

Die bisherige Behandlung erschöpfte sich in Eigenmedikationen, da diverse medizinische Maßnahmen nur vorübergehende Linderung brachten.

Eine Kombination von Akupunktbehandlung nach *Penzel* und Magnetfeldtherapie bewirkte bereits nach zwei Behandlungen ein Nachlassen der Verspannungen und eine Verbesserung des Allgemeinzustandes.

Wir setzten nochmals eine Kombinationstherapie bestehend aus einem Aloe-vera-Destillat sowie einer Aloe-vera-Wärmeemulsion und Teebaumöl ein. Als positiver »Nebeneffekt« wurde die Nase bereits während der ersten Behandlung freier, der Spannungsdruck ließ deutlich nach und der Eiter konnte abfließen. Der Zustand hatte sich nach einigen Folgebehandlungen weiter stabilisiert. Ein Austrocknen der Nasenschleimhaut wurde nicht festgestellt.

Medizinische Fußpflege, Karin G., Karlstein
Zellulitis, Schlafstörungen, Müdigkeit, Gereiztheit, schlechter Allgemeinzustand, 51-jährige Patientin

Anlässlich einer Fußpflege konnte eine zehn Minuten lange Probebehandlung zur Vitalisierung und Regeneration durchgeführt werden. Da subjektiv schon nach dieser einen Behandlung ein gewisses Wohlgefühl festgestellt wurde, entschloss sich die Kundin zu einer Behandlungsfolge von zehn Behandlungen, kombiniert mit einer Druckpunktmassage.

Die empfundene Verbesserung des Allgemeinzustandes und die Reduzierung der Schlafstörungen bewogen die Kundin zur Anschaffung eines Heimgerätes. Dabei wurde festgestellt, dass sich nach vier Monaten regelmäßiger Anwendung die Zellulitis stark gebessert hatte. Als besonders wirkungsvoll hatte sich die Kombination Magnetfeldtherapie mit einer Druckpunktmassage herausgestellt.

Dr. med. Maximilian Hornauer, München
Dysmenorrhö, Uterusmyom, starke Menstruationsschmerzen und häufige Zwischenblutungen, 34-jährige Patientin

Die bisherige Hormonbehandlung und die starken Schmerzmittel in hohen Dosen hatten keine zufrieden stellende Wirkung gezeigt.

Die Behandlung mit Matte und Stab erfolgte zweimal wöchentlich mit einer Anfangseinstellung von 9 Hz über 20 Minuten. Im Laufe des folgenden Behandlungszeitraums wurde die Frequenz auf 18 Hz gesteigert. Gleichzeitig wurde eine Stabbehandlung an diversen Akupunkturpunkten durchgeführt. Nach einer langen Behandlungsdauer von 30 Wochen konnte die Behandlung erfolgreich abgeschlossen werden. Es kam zu keinen Zwischenblutungen mehr. Insgesamt Rückgang der Dysmenorrhö und der Schmerzen.

Dr. med. Maximilian Hornauer, München
Posttraumatische Peronäuslähmung, Hypästhesie, Muskelschwäche (Atrophie), Lähmung und Reizunempfindlichkeit, starke Einschränkung beim Gehen (Schleppgang), 39-jähriger Patient

Das Problem bestand seit drei Jahren. Aufgrund der bisher noch nicht schlüssig feststehenden Diagnose hatten die bisherigen Elektrotherapien keinen Erfolg gebracht.

Beginn der Behandlung zweimal wöchentlich nur auf der Matte. Einstellung anfangs bei 4 Hz, die schrittweise bis auf 15 Hz gesteigert wurde. Begleittherapie: Elektroakupunktur. Nach drei Wochen (sechs Behandlungen) keine Hypästhesie mehr. Die durch die Lähmung bedingte Muskelschwäche hatte sich vollständig erholt. Alle motorischen und sensorischen Fähigkeiten hatten sich regeneriert.

D. Zimmermann, Heilpraktikerin, Eggenstein
Acne vulgaris, periodisch auftretend, teilweise Juckreiz, 28-jährige Patientin

Östrogen und Tetracyclin sowie eine Darmsanierung und Pilzdiät zeigten keine Besserung. Dauer der Behandlung: vier Wochen, einmal wöchentlich mit Matte und Stab. Begleittherapie: Homöopathie, Zink.

Matteneinstellung	40 Hz, Intensität 20 %, 10 Minuten Ganzkörperbehandlung
Stabeinstellung	10 Hz, konstant 25 mT vorrangig einzelne entzündete Pickel, ca. 2 Minuten

Der Allgemeinzustand der Haut hatte sich verbessert. Die Entzündungen gingen spontan zurück.

Dr. med. Zoltan Varady, Frankfurt
Pigmentierungen der Haut, Verhärtungen, Gewebesklerose, Staubeschwerden. Betroffen von diesen hypodermischen Erscheinungsbildern waren beide Beine, 62-jährige Patientin

Die Behandlung erfolgte 30 Minuten lokal am Oberschenkel mit einem so genannten Doppelstrahler mit 80 Hz über einen Zeitraum von zwei Monaten mit insgesamt 24 Behandlungen.

Ergebnis:
- Nachlassen der Schmerzen,
- Rückgang der Staubeschwerden,
- gute Auflösung der Verhärtungen,
- Aufhellung der starken Pigmentierungen.

Dieses Beispiel steht für eine Behandlungsreihe an insgesamt 26 Patienten unter nahezu identischen Bedingungen.

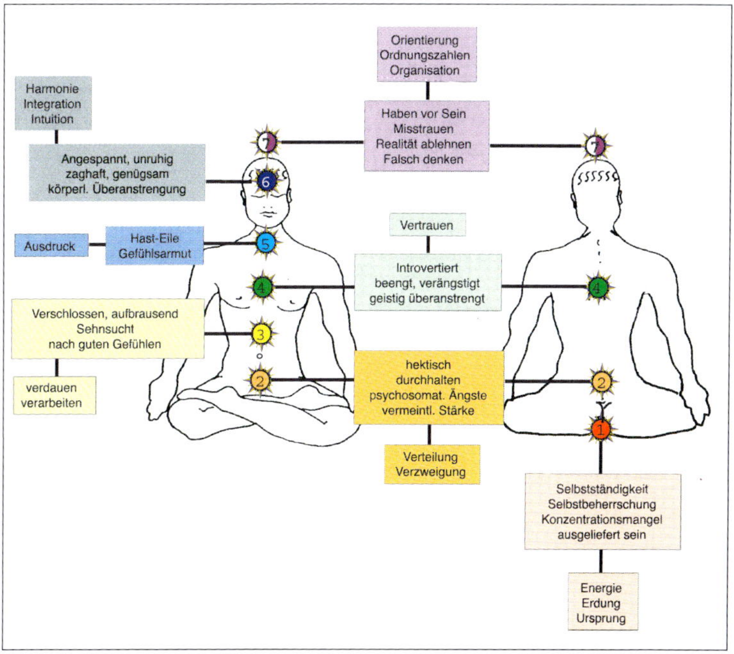

Abb. 26: Darstellung der Chakren (Zeichnung: *H.-D. Wagner*)

Gabriele Sielmann, Heilpraktikerin, Bückeburg-Meinsen
Migräne, hohe Anfallshäufigkeit, alle ein bis zwei Tage, 34-jährige Patientin

Eine medikamentöse allopathische Behandlung war nur leicht lindernd. Die Patientin deutete sexuelle Probleme an, war jedoch stark gehemmt.

Behandlung: Gesprächstherapie zur Auffindung der Sexualprobleme. Magnetfeldbehandlung an den Chakren mit dem Magnopunkturstab, Dauer pro Punkt 3 Minuten mit einer Feldstärke von 25 mT.

Woche 1–4 zweimal wöchentlich mit 19 Hz am »Tor der Götter«, links und rechts seitlich der Mittellinie am 7. Chakra (Scheitelchakra). Dito mit 4 Hz auf dem Thymuspunkt (unterhalb des Zusammentreffens der beiden Schlüsselbeine)

Woche 5–12 zweimal wöchentlich mit 3 Hz auf »Tor der Götter«. Dito mit 4 Hz auf den Thymuspunkt.

Bereits während der Behandlung waren die Schmerzattacken an Häufigkeit und Intensität zurückgegangen. Nach dem Behandlungszeitraum von 12 Wochen war die Patientin anfallsfrei. Begleittherapie: Die Gesprächstherapie war aufgrund der fehlenden intellektuellen Möglichkeit nur eingeschränkt erfolgreich. Auf eine weitere Zusatzbehandlung wurde verzichtet.

Uwe Schall, Praxis für Sportphysiotherapie und Krankengymnastik, Koblenz
Lumbales Wirbelsäulensyndrom, Lymphprobleme, Sportverletzungen, Ischialgien, Arthrosen, mehrere Patienten

Die Behandlung mit pulsierenden Magnetfeldern hatte die bisherigen Therapieergebnisse nicht nur gefestigt, sondern signifikant verbessert. Dabei genügte eine Behandlungsfolge von durchschnittlich drei Behandlungen pro Woche über jeweils 10 bis 20 Minuten. Die Gesamtdauer richtete sich nach dem Krankheitsverlauf und dem individuellen Zustand der Patienten.

Als großer Vorteil hat sich die kombinierte und gleichzeitige punktuelle Behandlung mit dem Magnetstab erwiesen. Somit können auch multiple Krankheitsbilder mit unterschiedlichen Symptomen frequenzunabhängig voneinander therapiert werden.

Die Magnetfeldbehandlung wird von den Patienten, trotz der

Eigenkosten, gut angenommen. Bei besonders ausgeprägten Krankheitsbildern können die Patienten Leihgeräte für eine Heimbehandlung mieten. Die Behandlung erfolgt entweder nach ärztlicher Verordnung (Privatliquidation) oder aufgrund einer von uns empfohlenen Präventivmaßnahme.

Tagung des Forschungskreises für Geobiologie
Nierenbeckenentzündungen, bakterieller Blasenkatarrh, chronische Bronchitis, chronische Polyarthritis

Dr. Nieper sowie andere Kollegen berichteten im Zusammenhang mit den Erfahrungen innerhalb des Forschungskreises über gute bis sehr gute Erfolge in diesen Indikationsbereichen.

Gesundheitszentrum Diemelsee-Marsberg, Marsberg
Hypertonie, Herzinsuffizienz, Schlafstörungen, nächtliche Schweißausbrüche, 70-jährige Patientin

Nach einer Woche und fünf Magnetfeldbehandlungen bei 30 Hz, 20 % Intensität und 20 Minuten Behandlungsdauer hatte sich der Allgemeinzustand wesentlich gebessert. Der Blutdruck wurde um durchschnittlich 20 Punkte gesenkt. Das Schlafverhalten besserte sich und die Patientin hatte keine Schweißausbrüche mehr.

Seit einigen Jahren werden in dem gut ausgestatteten Therapiezentrum Gesundheitswochen durchgeführt. Neben anderen therapeutischen Einrichtungen ist seit 1998 ein Kombinationsgerät mit Ganzkörpermatte und Magnetstab im Einsatz.

Während der nur kurzen Aufenthaltsdauer der Patienten werden neben einer Laserbehandlung auch eine homöopathische Behandlung sowie eine Magnetfeldbehandlung durchgeführt. Bewegungstherapien und vedische Kost bieten einen weiteren therapeutischen Hintergrund. Nach erfolgter Anamnese wird eine Dunkelfeldanalyse nach *Enderlein* angeboten.

MS-Selbsthilfegruppe aus Bayern
Multiple Sklerose (MS), teilweise Inkontinenz der Blase, Paresen, Gleichgewichtsstörungen, Schlafstörungen. Anwendungstest mit 16 Patienten

Alle Teilnehmer erhielten jeweils ein Heimgerät zur Heimanwendung. Sinn dieser Behandlungsserie war, festzustellen, inwieweit die Anwendung pulsierender Magnetfelder MS-Patienten eine Verbesserung der Lebensqualität bringt. Alle Testpersonen waren in ärztlicher Betreuung.

Vier Betroffene brachen die Behandlung nach wenigen Tagen aus äußeren Gründen ab, teilweise auf Anraten ihrer Hausärzte.
Bei den verbliebenen zwölf Probanden stellte sich bei allen Probanden schon nach zwei bis drei Wochen ein verbessertes Schlafverhalten ein. In den folgenden vier Monaten konnten weitere Fortschritte erzielt werden:

- teilweise Lösen der Spastik der Blase und der Arm- und Beinmuskulatur,
- Reduzierung von Schmerzsymptomen,
- Kräftigung der Muskulatur,
- Besserung der Gleichgewichtsstörungen,
- leichter Rückgang des Taubheitsgefühls,
- Steigerung der Gehstrecken um teilweise bis zum Vierfachen.

Das Schubgeschehen wurde bei diesem Anwendertest nicht berücksichtigt.

Renate Strasser, Heilpraktikerin, Bad Honnef
Multiple Sklerose (MS), schnell fortschreitender Verlauf, Gleichgewichtsstörungen, durch Lähmungserscheinungen im rechten Arm und in beiden Beinen beruflich stark behindert, 44-jährige Patientin

Bisherige Behandlung mit Cortison, Horvitherapie, MS-Nosoden.

Nach einer Behandlungskombination von Akupunktur und Magnetfeldtherapie konnte die Patientin ohne Mühe ihre gesamte Wäsche bügeln und das erste Mal einen Spaziergang von 5 km Länge machen, was seit Monaten nicht mehr möglich gewesen war.

Diese Kombinationstherapie wurde alle drei Tage wiederholt, wobei die obige Verbesserung der Lebensqualität durch die Anwendung der optimierten Form der Magnetfeldtherapie durchaus als reproduzierbar zu bezeichnen war. Die berufliche Situation hatte sich ebenfalls gebessert. Die Bedienung der Computertastatur und der Maus war nach der Behandlung wesentlich leichter, die Patientin konnte zwischen den Behandlungen nahezu uneingeschränkt am beruflichen Leben teilnehmen.

Auch bei vielen anderen Störungen sowie als Präventivbehandlung wird die Magnetfeldbehandlung entweder als Solo- oder als Kombinationsbehandlung inzwischen erfolgreich eingesetzt.

Renate Strasser, Heilpraktikerin, Bad Honnef
Sportverletzungen sowie **Leistungssteigerung** und **Regeneration,** verschiedene Leistungssportler und Vereine

Bewährt hat sich die Behandlung mit der optimierten Form der Magnetfeldtherapie auch bei Leistungssportlern, die einem ungleich höheren Verletzungsrisiko ausgesetzt sind. Dabei konnte durch die Anwendung der Magnetfeldtherapie, insbesondere durch Matte und Stab gleichzeitig, dieses Verletzungsrisiko gesenkt werden.

Bei eventuellen Verletzungen wurde die Heilzeit wesentlich verkürzt. Beobachtet wurde sowohl eine subjektiv empfundene als auch eine objektive Leistungssteigerung bei gleichzeitiger Verkürzung der Regenerationsphase nach Wettkämpfen.

Gemeinschaftspraxis Dr. med. J. Prinz und Dr. med. J. Freiherr von Boetzelaer, Arolsen
Rheumatische Erkrankungen, verschiedene Patienten

Selbst bei schweren Krankheitsverläufen konnten gute Erfolge der Magnetfeldtherapie ohne Nebenwirkungen festgestellt werden. Die Therapie wird je nach Indikation häufig eingesetzt und kann für jede Arztpraxis empfohlen werden.

Dr. med. Karl Späth, Chirotherapie, Orthopädie, Rheinstetten
Hüftkopfnekrose, 6 Patienten

Bei allen Patienten wurde eine überdurchschnittliche Ausheilungsquote erzielt. Die durchschnittliche Beweglichkeit und die Schmerzzustände besserten sich bei allen sechs Patienten. Die Magnetfeldtherapie wird generell bei allen entsprechend ausgerichteten Indikationen eingesetzt.

Dr. med. Peter Marcinowski, Meersburg
Osteoporose, Frakturen, verschiedene Patienten

Bei fast allen Osteoporosepatienten wurde nach konsequenter Langzeittherapie eine Zunahme der Knochendichte sowie der

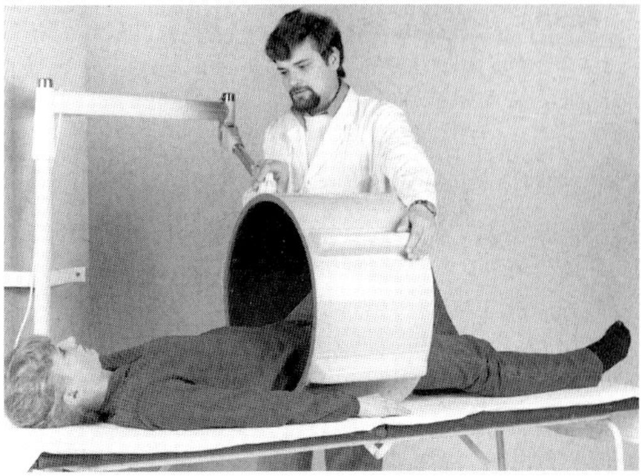

Abb. 27:
Einsatz einer so genannten Großspule (Foto: Fa. Pamatron)

Rückgang der klinisch diagnostizierten Beschwerden festgestellt. Neben komplizierten Unterschenkel- und Oberschenkelbrüchen kamen auch subkapitale Humerusfrakturen zur Therapie. Die Magnetfeldtherapie konnte in allen Fällen den Heilungsverlauf drastisch verkürzen.

Klinikum der Johann-Wolfgang-Goethe-Universität, Frankfurt/M.
Lumbalgie, Ischialgie, Myalgie, Epicondylitis, Periarthritis, Prostatitis, Kontusionen und **Distorsionen, Arthrosen, Sinusitis, posttraumatische Stauungsödeme** und **Hämatome, Migräne,** verschiedene Patienten

Die Magnetfeldtherapie stellt innerhalb der physikalischen Nachversorgung eine wertvolle Bereicherung dar. Die Behandlungsdauer liegt bei akuten Fällen zwischen 10 und 20 Minuten und mittleren Frequenzen, bei chronischen Verläufen zwischen 15 und 30 Minuten und hohen Frequenzen. Die Magnetfeldtherapie wird seit mehr als dreißig Jahren als Spule eingesetzt.

Medizinische Hochschule Lübeck, Klinik für Orthopädie, Lübeck
Arthrodesen, Sudeck'sche Dystrophien, Pseudarthrosen, verschiedene Patienten

Die Behandlungen werden meist stationär und täglich durchgeführt und erfolgen auf vier bis maximal sechs Wochen verteilt.

Orthopädische Klinik Lahnhöhe, Lahnstein
Hüftkopfnekrosen, Endoprothesenlockerungen, Arthrosen, Frakturen, Osteoporose, Wirbelkörpereinbrüche, verschiedene Patienten

Die Magnetfeldtherapie hat in der Orthopädie aufgrund ihrer guten Erfolge inzwischen einen festen Platz eingenommen und wird sowohl stationär als auch ambulant durchgeführt.

Viele Osteoporosepatienten konnten aufgrund der guten Anfangserfolge ambulant weiterbehandelt werden. Dadurch wurde eine teure stationäre Langzeitbehandlung in den meisten Fällen eingespart.

Weitere Erfahrungsberichte und Veröffentlichungen

Zur Anwendung pulsierender Magnetfelder liegen inzwischen viele Erfahrungsberichte und Veröffentlichungen vor. Diese Berichte zeigen nur auszugsweise, wie vielseitig die Magnetfeldtherapie bei verschiedenen Krankheitsbildern einzusetzen ist.

Atmung, Sauerstoffsättigung, Puls, Melatonin-Serumspiegel	Universität Witten-Herdecke, *Prof. Dr. med. E. David* Institut für normale und pathologische Physiologie. Literatur: Firma Pamatron, Backnang
Histaminregulation	Universität Erlangen, Medizinische Klinik, *Dr. med. Raithel* Abt. für funktionelle Gewebediagnostik Histaminreduktion um bis zu 5 µg durch MF-Therapie und Spezialdiät. Literatur: Firma Wagner Therapiesysteme, Markt Schwaben
Knochenbildung bei beidseitig durchgeführter Osteotomie	*Dr. med. N. Haimovici,* *Dr. med. M. Negoescu* Beidseitig durchgeführte Osteotomie an 32 Patienten. Ergebnis: 56,32 % gut, 15,56 % zufrieden stellend. Literatur: Therapiewoche 30 (1980), Verlag C. Braun, Karlsruhe
Osteoarthritis des Knies und der Halswirbelsäule	*Drs. David H. Trock,* *Alfred J. Bollet, R. Markoll* Doppelblinde randomisierte Studie an 167 Patienten. Die Erfolgsrate lag bei +/- 75 %. Literatur: Journal of Rheumatology, 94

Chronisches Schmerz-syndrom	*Dr. C.Sc. Richard Umlauf,* Brünn, CZ Studie an 382 Patienten Ergebnis: 79,8 % sehr gut bis gut, 20,2 % wenig befriedigend. Literatur: Erfahrungsheilkunde 3 (1998)
Knochenbildung	GSF Institut für Molekulare Virologie, Neuherberg Literatur: Mensch und Umwelt Heft 3 (1998)
Osteoporose	Orthopädische Universitätsklinik Friedrichsheim, Frankfurt/M., *Prof. Dr. med. Erwin Schmitt* Literatur: Bild der Wissenschaft 4 (1991)
	Osteoporosezentrum München, *Dr. med. Radspieler* Literatur: Orthopress 3 (1998)
Rheumatische Erkrankungen, Frakturen, M. Perthes, Pseudarthrosen, degenerative Erkrankungen des Bewegungs-apparates, Endoprothesen-lockerungen, M. Sudeck, Durchblutungsstörungen, Osteomyelitis, Osteochondrosis, Distorsionen, Prellungen	*Dr. med. Michael Schröter,* München Studie an 240 Patienten Literatur: Medizinisch-Orthopädische Technik 2 (1978)
Nephrosklerose, Herz-schwäche, urämische Zustände, Hypertonie	*Dr. med. Gleichmann,* Garmisch-Partenkirchen 57-jährige Patientin Nach 5 Monaten Behandlungs-dauer in der Großspule konnte eine unerwartet gute Besserung im Allgemeinzustand der Patien-tin festgestellt werden.

Nachweise über die Wirksamkeit

Der Nachweis über die Wirksamkeit einer Therapie ist ein natürliches Anliegen von Therapeut und Patient. In der Vergangenheit wurde mit verschiedenen Methoden die Wirkung pulsierender Magnetfelder nachgewiesen. Einige der Möglichkeiten sind in diesem Buch aufgeführt, wobei hier vom Autor keinesfalls der Anspruch der Vollständigkeit erhoben wird. Als wichtigstes Kriterium sollte in jedem Fall das subjektive Empfinden des Patienten gelten.

Die Dunkelfeldanalyse des Blutes nach Enderlein

Um Therapeut und Patient gleichermaßen einen Therapienachweis zu bieten, wird vor und nach der Magnetfeldbehandlung die Dunkelfeldanalyse nach *Enderlein* durchgeführt. Die Behandlungsdauer und die weiteren Parameter werden indikationsbezogen eingestellt.

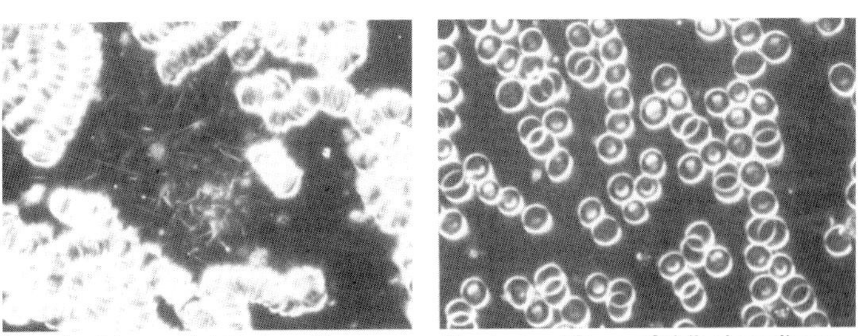

Abb. 28: Positive Veränderungen lassen sich durch die Dunkelfeldanalyse sehr gut nachweisen. (Fotos: Gesundheitszentrum am Diemelsee, Marsberg-Diemelsee)

Neben anderen Parametern haben sich in den meisten Fällen vor allem eine eventuelle Geldrollenbildung und Parasitenbelastungen zurückgebildet. Sichtbar ist auch die verbesserte Sauerstoffsituation. Dies geht aus Abbildung 28 deutlich hervor.

In den meisten Fällen zeigte sich bereits nach nur einer Magnetfeldbehandlung eine Verbesserung. Interessant war die Feststellung, dass Verbesserungen des Blutbildes nach einer Magnetfeldbehandlung zu 95 % auch bei anderen Fällen reproduzierbar waren.

Messung der Terminalpunkte

Die Messung der Terminalpunkte erfolgt entweder über die so genannte Elektroakupunktur nach *Voll* (EAV) oder ähnliche elektrophysiologische Messverfahren. Dabei ist aus messtechnischen Gründen solchen Messverfahren der Vorzug zu geben, die über eine gekoppelte Punktsuch- und -messeinrichtung verfügen.

Weitere Wirkungsnachweise

Neben den bereits aufgeführten Möglichkeiten einer »Beweisführung« über die Wirkung pulsierender Magnetfelder auf den Organismus können noch folgende bekannte Methoden aufgeführt werden:

- Messung des Sauerstoffpartialdrucks
- Kinesiologie
- Thermografie

Die Erstverschlimmerung als Heilreaktion

Wie bei einigen anderen Behandlungsmethoden auch (z.B. Akupunktur, medizinische Bäder oder Homöopathie) kann als Reaktion auf eine Behandlung mit pulsierenden Magnetfeldern eine so genannte Erstverschlimmerung oder Heilreaktion auftreten.

Dies ist jedoch als positiv zu werten, auch wenn sich zunächst Schmerzzustände vorübergehend verschlimmern. Allgemein gilt dies als Zeichen einer Reaktion des betroffenen Störungsbereiches. Als Ursache werden Überreaktionen durch den ausgeübten Reiz auf bestimmte körpereigene Prozesse angenommen.

Bei einer Reduzierung des auslösenden Reizfaktors bzw. einer kurzen Therapiepause sind die Beschwerden meist nach kurzer Zeit verschwunden. Danach folgt in der Regel die Heilphase aufgrund der Aktivierung körpereigener Vital- und Heilkräfte.

Achtung!

Erstverschlimmerungen sind keine unerwünschten Nebenwirkungen.

Ganzheitliche und punktuelle Behandlung

Die Ganzkörperbehandlung

Die ganzheitliche Behandlung erfolgt in der Regel mit einer so genannten Magnetfelddecke, in die entsprechende *Spulenapplikatoren* zur Abgabe des magnetischen Feldes eingearbeitet sind.

Der Vorteil einer Decke liegt in der gleichmäßigen Induktion des magnetischen Feldes auf den gesamten Körper. Somit ist eine allgemein wirkende Regeneration und Harmonisierung überhaupt erst möglich. Die Anzahl der Spulen schwankt je nach Fabrikat zwischen 3 und 15. Bei der optimierten Form der Magnetfeldtherapie werden je nach System zwischen 6 und 15 Spulenapplikatoren eingesetzt. Dadurch wird eine gleichmäßige Abgabe des Magnetfeldes gewährleistet und die verschiedenen Körperregionen werden voll erfasst.

Besonders wirkungsvoll hat sich eine *Polaritätsumschaltung* von Süd auf Nord und umgekehrt gezeigt. Eine eventuelle *Frequenzbündelung* bietet durch die Möglichkeit der körpereigenen Selektion von Frequenzen zusätzliche Behandlungsaspekte. Um eine größtmögliche Transparenz zu erreichen, sollten die zur Anwendung kommenden Frequenzen und eventuell auch die Feldstärke einstellbar sein. Hier unterscheidet sich die Anwendung pulsierender Magnetfelder von Decken, in denen Permanentmagnete eingearbeitet sind. Eine gezielte Anpassung von Reiz (Frequenz) und Feldstärke (magnetische Kraft) ist hier nicht gegeben.

Neben dieser ganzheitlichen Behandlung, die besonders als Vorsorge zur Harmonisierung und Regeneration körpereigener Vitalkräfte eingesetzt wird, ist es oftmals notwendig, dass bestimmte Körperregionen gezielt behandelt werden. Dies geschieht über so genannte Teilflächenapplikatoren.

Die Teilflächen- bzw. Punktbehandlung

Bietet das Magnetfeldgerät zusätzlich zur Großspule oder Matte auch Teilflächenapplikatoren wie Stab oder Kissen, erschließen sich für den Anwender zusätzliche Möglichkeiten.

Grundsätzlich gilt: Der Stab bzw. das Kissen wird dabei im lokalen Bereich eingesetzt. Die Behandlungsdauer richtet sich nach dem jeweiligen Fabrikat. Als besonders effektiv hat sich die *opti-*

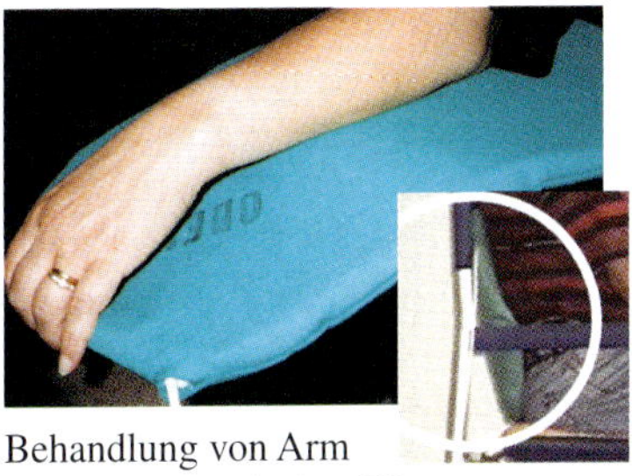

Behandlung von Arm
bzw. Rücken mit dem Kissen

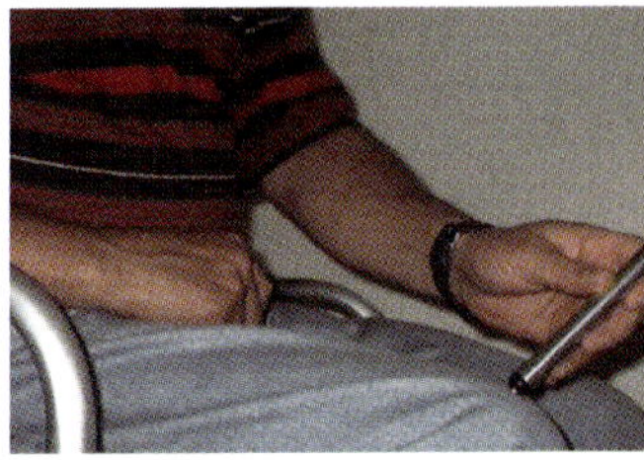

Behandlumg am Knie
mit dem Magnopunkturstab

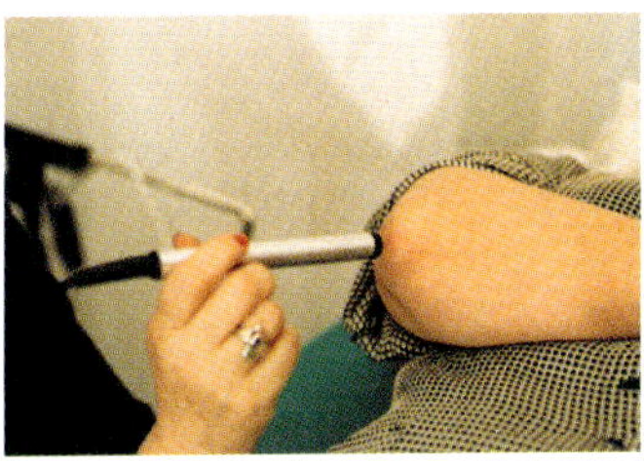

Einsatz des Stabes am Ellenbogen
(z.B. bei Tennisarm)

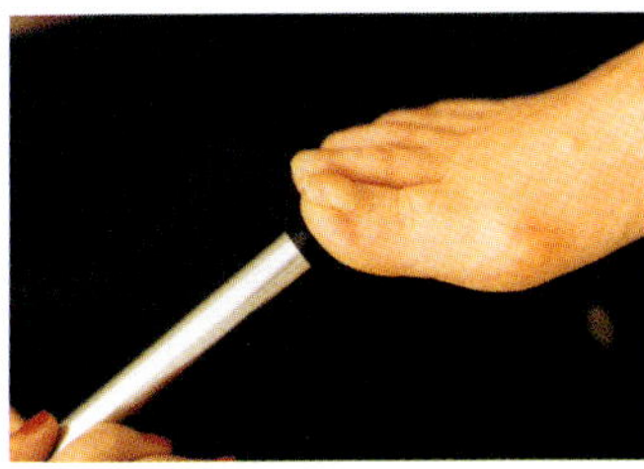

Reflexzonenbehandlung
mit dem Mangnopunkturstab

Akupunkt-
behand-
lung
mit dem
Stab

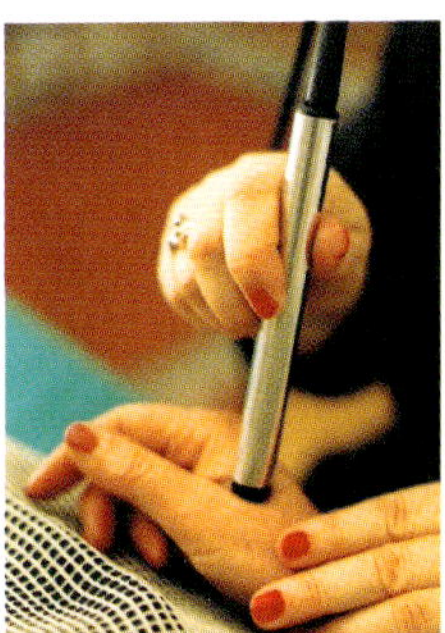

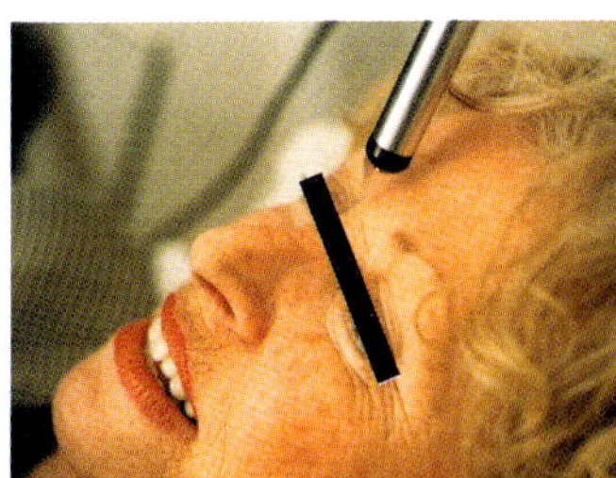

Behandlung der Stirnhöhle
mit dem Magnetstab

Abb. 29: Anwendungsbeispiele mit Teilflächenapplikatoren (Fotos: Fa. Wagner Therapiesysteme)

mierte Form der Magnetfeldtherapie erwiesen, da Ganzkörperapplikator (Matte) und Teilflächenapplikator (Stab oder Kissen) gemeinsam und frequenzunabhängig voneinander eingesetzt werden können.

Der Stab kann zum Beispiel neben den klassischen lokalen Behandlungspunkten auch für die Behandlung der Reflexzonen, Akupunkturpunkte oder Chakren eingesetzt werden. Abbildungen zu den aufgeführten Beispielen sind auf Seite 93 zu finden. Laien sollten eine Behandlung dieser Punkte ohne therapeutische Anleitung allerdings nicht vornehmen.

Pulsierende Magnetfelder in der Tiermedizin

Was für den Menschen gut ist, ist meist auch für das Tier gut. Dies gilt zumindest für naturheilkundliche Behandlungsmethoden.

Bis zum Anfang des 20. Jahrhunderts setzte man die einfachste Art, nämlich einen Stabmagneten, ein. Je nach Anforderung wurde mit dem Nordpol- oder Südpolende durch Streichbewegung am Körper ein gewisser Effekt erzielt.

Auch in der Veterinärmedizin sind die therapeutischen Ansprüche gestiegen. Die Auswirkungen gestiegener Umweltbelastungen machen auch vor Tieren nicht halt. Daher ist ein körpereigenes Energiedefizit beim Tier ebenfalls der Grund für viele Störungen.

Die Wirkung von magnetischen pulsierenden Feldern, z.B. auf die Durchblutung, konnte sowohl bei Tieren wie auch beim Menschen durch die Thermografie nachgewiesen werden.

Was die elektromagnetischen Regelkreise betrifft, sind diese dem menschlichen Organismus gleichgestellt. Neben den bekannten humanmedizinischen Magnetfeldindikationen ergänzen sich die Anwendungen lediglich durch spezifisch tiermedizinische Erkrankungen wie zum Beispiel Dackellähme, Fissuren, Hufkrankheiten usw. Mit Magnetfeldern werden gleichermaßen Klein- und Großtiere behandelt.

Behandelt wird auch in der Tiermedizin immer häufiger mit der optimierten Form der Magnetfeldtherapie, also mit Matte und Stab gleichzeitig, aber frequenzunabhängig.

Neben der gezielten Behandlung von Krankheiten stellen Prävention sowie Leistungssteigerung und Reduzierung der Verletzungsgefahr z.B. bei den Hochleistungssportlern unter den Tieren das eigentliche Anwendungsfeld dar. Eine Behandlung vor einem Turnier bzw. Rennen führt neben einer Leistungssteigerung auch zu einer verkürzten Regenerationsphase nach dem Wettkampf.

Berichte aus der Tiermedizin

Dr. med. vet. Chr. Frhr. von Welser, Weilheim
Feldbehandlung von 56 Hunden

Kalzinose der Zwischenwirbelscheiben, Bandscheibenvorfall, postoperative Versorgung nach Diskusfenestrierungen, Frakturen

Symptomatik: Rezidivierende Schmerzen im Bereich von Hals und Rücken, schwere Ausfallerscheinungen. Insgesamt kann bestätigt werden, dass in allen Fällen die Wiederherstellung beschleunigt wurde und die Rezidivquote gesenkt werden konnte.

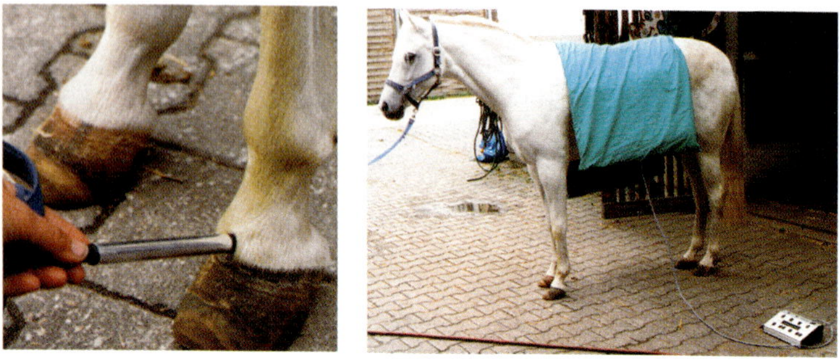

Abb. 30 a+b: Ganzheitliche Behandlung mit der Magnetfeldmatte und punktuelle Behandlung am Hufgelenk (Fotos: *Dr. med. vet. Franz Kosak,* München)

Dr. med. vet. Franz Große-Lehmbeck, München
Behandlung von Pferden, vorwiegend Traber

Entzündungen der Muskulatur, der Sehnen und Bänder sowie der Gelenke, **Frakturen** des **Fessel-, Röhr-, Gleich-, Griffel-** und **Erbsenbeins**

Die jeweiligen Einstellungen wurden individuell nach Herstellerangaben vorgenommen. Die Behandlungserfolge waren in den meisten Fällen zufriedenstellend. Bei längeren Behandlungszeiten sind Leihgeräte im Stalleinsatz.

Hans-Günter Winkler, internationaler Turnierreiter, Warendorf
Beugesehnenerkrankung vorne rechts, 7-jähriges Springpferd

Das Pferd erkrankte vor einer wichtigen Springprüfung, zu der das Tier bereits gemeldet war. Nach intensiver 14-tägiger Behandlung hatte sich der Zustand soweit gebessert, dass das Pferd nach tierärztlicher Überprüfung in dieser wichtigen Prüfung starten konnte. Der sportliche Erfolg bestätigte den Therapieerfolg.

Wie der behandelnde Tierarzt attestierte, wäre der Einsatz des Pferdes ohne Magnetfeldtherapie nicht möglich gewesen.

Aufgrund dieses Erfolges werden auch weitere Pferde, spezifisch und präventiv, mit dieser Methode wirksam behandelt.

D. Zimmermann, Tierheilpraktikerin, Eggenstein
Hufledrhautentzündung, Lahmheit, 6-jähriges Hobbyreitpferd

Vier Behandlungen mit dem Stab jeden dritten Tag bei 6 bzw. 10 Hz und 25 mT. Begleittherapie: Traumeel.

Nach diesen vier Behandlungen war das Pferd wieder voll einsatzbereit, die Lahmheit völlig verschwunden.

Berichte im Internet über Behandlungen von Katzen

Bericht 1
Stockschnupfen, eitrige Entzündungen der oberen Luftwege, 4-jährige Perserkatze

Vorbehandlung mit Antibiotika und Cortison ohne nennenswerten Erfolg.

Einmal wöchentlich erfolgte eine Magnetfeldbehandlung mit vorheriger Gabe einer Sinusitis-Nosode. Zur Unterstützung bekam das Tier Sinuselect und Cinnabaris.

Zwar hatte die Besitzerin das Gefühl, dass es der Katze nach jeder Behandlung besser ging, trotzdem dauerte es – bedingt durch eine gewisse Therapieresistenz mit den dabei typischen

Rückfallerscheinungen – einige Wochen, bis deutliche und rezidivfreie Erfolge zu verzeichnen waren.

Ähnlich lange Behandlungsfolgen aufgrund einer Therapieresistenz wurden nach längeren Cortison-Gaben auch bei anderen Tieren beobachtet.

Bericht 2
Bruch am Vorderbein, **Schürfwunden** und **Prellungen** nach Unfall, 6-jährige Hauskatze

Nach der Fixierung des Beins Injektion von Traumeel. Danach erfolgte eine dreiwöchige Magnetfeldbehandlung von jeweils 15 Minuten. Nach sechs Behandlungen war das Tier nahezu wieder voll bewegungsfähig.

Bericht 3
Nephritis, 3-jährige Norwegische Waldkatze

Nach Verabreichung von Calculi H keine Besserung. Blut im Urin und Probleme beim Wasserlassen. Nach drei Behandlungen mit pulsierenden Magnetfeldern war das Tier beschwerdefrei.

Bericht 4
Immunstörung, Unausgeglichenheit, 3-jährige Britische Kurzhaarkatze

Durch insgesamt fünf Behandlungen konnte das Lymphsystem wieder soweit angeregt werden, dass bereits eine wesentliche Besserung sichtbar war.

Dr. med. vet. Franz Kosak, München
Neuritis caudae equinae, 8-jährige Deutsche Schäferhündin

Symptom: Schwanken in der Hinterhand. Beim Einsteigen ins Auto brauchte das Tier Hilfe. Die bisherigen Behandlungen bei diversen Kleintierspezialisten brachten keine ausreichende Besserung.

Seit acht Monaten wird mit der optimierten Form der Magnetfeldtherapie behandelt. Zunächst über drei Wochen zweimal wöchentlich, über fünf Wochen einmal eine Behandlung. Zur Statuserhaltung wurde nur alle 14 Tage behandelt.

Der Hund zeigte keine klinischen Lahmheitssymptome mehr und bekam ein leichtes Bewegungstraining. Interessant war, dass das Tier bereits nach der ersten Sitzung wieder ohne Hilfe ins Auto einsteigen konnte. Frauchen nutzte ebenfalls – aber unbewusst – die Magnetfeldtherapie, da sie beim Hund mit auf der Magnetfeldmatte saß. Sie stellte einen Rückgang ihrer Asthmaanfälle fest und konnte die Cortison-Gaben deutlich reduzieren.

Dr. med. vet. Franz Kosak, München
Leistungssteigerung, diverse Pferde (Traber)

Die Rennerfolge zeigen, dass eine kontinuierliche Behandlung gerade im Pferdeleistungssport ihre Berechtigung hat. Seit das System im Einsatz ist, sind die Pferde nicht nur leistungsfähiger, sondern auch weniger anfällig gegenüber Infektionskrankheiten und Verletzungen.

Verschiedene Veröffentlichungen (Quelle unbekannt)

Bericht 1
Sehnen- und Gelenkveränderungen vorne beidseitig, 6-jähriger Traberhengst

Herkömmliche Verfahren zeigten keinen nennenswerten Erfolg. Der Hengst lief zwei Jahre lang kein Rennen.

Nach sechswöchiger Magnetfeldbehandlung bei 18 Starts konnte das Pferd 15-mal erste und dritte Plätze belegen.

Bericht 2
Eitrige **Sehnenscheidenentzündung** hinten links, **Lahmheit,** Springpferd, 7-jähriger Wallach

Hohe Antibiotika-Gaben und Cortison führten zu keiner Besserung. Das Pferd war bereits »ausgemustert« worden.

Nach zwei Wochen Magnetfeldtherapie bei niedriger Frequenz (5 Hz) und 2 mT Beginn von leichten Bewegungsübungen im Schritt. Nach weiteren 12 Wochen völlige Wiederherstellung aller Funktionen. Das Pferd nimmt wieder erfolgreich am Turniergeschehen teil.

Gesundheit und Vitalität bis ins hohe Alter

Grundsätzlich ist zu sagen, dass sich eine Magnetfeldbehandlung mit allen geeigneten Systemen in ähnlicher Weise durchführen lässt. Die gezeigten Beispiele und die darin aufgeführten Frequenzen und Feldstärken beziehen sich meist auf die optimierte Form der Magnetfeldtherapie.

Die Erfolge der Magnetfeldtherapie und die Publikationen über verschiedene Medien in den letzten Jahren haben den Markt für diese Behandlungsform rasant ansteigen lassen. Bei der Anschaffung eines Therapiegerätes stehen nunmehr sowohl der Behandler als auch der Laie vor der Qual der Wahl. An dieser Stelle sollen keine Ratschläge zum Erwerb eines bestimmten Gerätes erfolgen. Generell muss jeder selbst entscheiden, mit welchem Gerät er arbeiten will.

Die Heimbehandlung – Therapie, Wellness oder Vorsorge?

Der Laie nutzt die Magnetfeldanwendung aufgrund der Erfahrungen meist nach einer Behandlungsfolge in der Klinik oder Praxis, als weiterführende Heimbehandlung, als gesund erhaltende Maßnahme oder zur Vitalisierung, wobei die Empfehlung zur Anwendung pulsierender Magnetfelder häufig vom Therapeuten ausgeht. Aber auch Empfehlungen aus dem Bekannten- oder Freundeskreis führen häufig zu dem Entschluss, ein Heimgerät zu erwerben.

An dieser Stelle sei erwähnt, dass es beim Einsatz eines Magnetfeldgerätes nicht nur um die Unterstützung bei gesundheitlichen Störungen geht, sondern vielmehr sollte dabei der *Präventivgedanke* im Vordergrund stehen. Gerade im Zeichen der derzeitigen Gesundheitsreform wird die Vermeidung von Krankheiten – und damit von Kosten – in Zukunft einen entsprechend hohen Stellenwert einnehmen. Inzwischen nutzen zahlreiche Leistungssportler, ja sogar ganze Sportvereine diese Möglichkeit, um Sportverletzungen vorzubeugen und mehr Leistung zu erzielen – oder um die Regenerationsphase nach einem Wettkampf zu verkürzen.

Die Harmonisierung und Aktivierung körpereigener Vitalkräfte sind die besten Garanten, bei Vitalitätsverlust und Erschöpfung

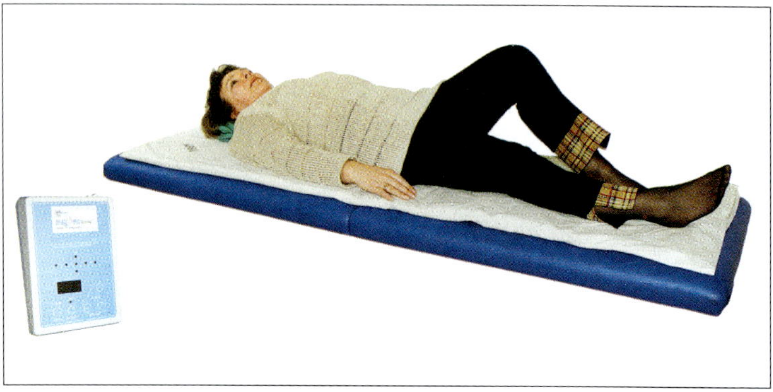

Abb. 31: Eine Heimanwendung harmonisiert und vitalisiert alle Körperfunktionen. (Foto: Fa. Wagner Therapiesysteme)

die verloren gegangene Energie wieder zu erlangen. Gesund alt werden – das sollte unser Bestreben sein. Die Anwendung pulsierender Magnetfelder kann dabei eine wertvolle Hilfe sein und durch einen aktivierten Zellstoffwechsel dem frühzeitigen Zelltod entgegenwirken. Der Traum vom ewigen Leben wird dadurch zwar nicht erfüllt, aber bei konsequenter Anwendung ist eine spürbare Verbesserung der Lebensqualität ein erreichbares Ziel.

Die Praxisbehandlung

Während der Heimanwender sein Gerät überwiegend zur Ganzkörperanwendung nutzt, werden an den Therapeuten höhere Ansprüche gestellt, jedenfalls was Kombinationsmöglichkeiten und das Betreten therapeutischen Neulands betrifft. Er wird die Magnetfeldtherapie gezielt bei verschiedenen Krankheitsbildern einsetzen und dabei die professionellen Möglichkeiten der Praxissysteme nutzen.

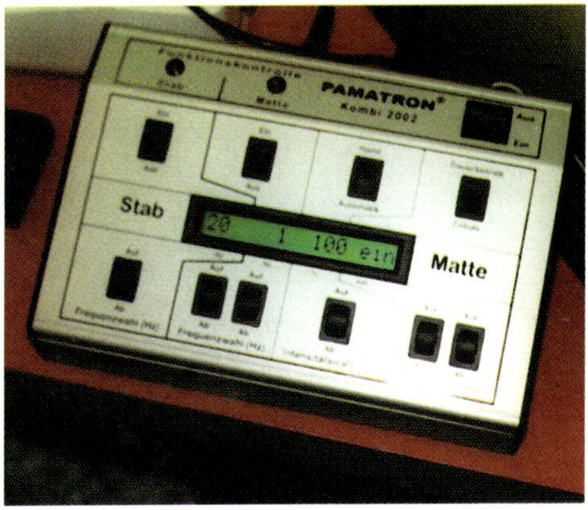

Abb. 32: Professionelles Steuergerät für die optimierte Form der Magnetfeldtherapie (Foto: Fa. Wagner Therapiesysteme)

Feldstärke – Frequenz – Polarität

Bei allen modernen Praxisgeräten spielen drei Faktoren eine wichtige Rolle.

Magnetfeldstärke bzw. Intensität	Sie stellt die magnetische Kraft dar, die auf den Organismus einwirkt. Beeinflusst davon werden u.a. die Sauerstoffsättigung des Blutes und die Spannung der Zellmembran.
Frequenz (Hz)	Der ausgeübte Reiz ist abhängig von der Frequenz: niedere Frequenz – niederer Reiz, hohe Frequenz – hohe Reizwirkung.
Polarität	südpolares Feld – anregend, nordpolares Feld – dämpfend

Grundsätzlich gilt:
Akute und entzündliche Prozesse sollen mit niederen Frequenzen, degenerative und chronische Prozesse mit höheren Frequenzen behandelt werden.

Falls das zum Einsatz kommende Magnetfeldgerät über eine Polaritätsschaltung verfügt, kann die entsprechende Polarität (Süd für anregend, Nord für dämpfend) unterstützend zugeschaltet werden. Bewährt hat sich hier eine zyklische Polaritätsumschaltung nach biologisch relevanten Vorgaben. Fehlt diese Möglichkeit, kann meist durch Wenden der Ganzkörpermatte oder des Kissens derselbe Effekt erzielt werden.

Der energetische Zustand des Patienten lässt sich in der Regel über die Intensität der Feldstärke harmonisieren. Hier kann eine höhere magnetische Kraft ein bestehendes Energiedefizit ausgleichen.

Einstellwerte und Behandlungsdauer

Diese Werte können den Bedienungsanleitungen bzw. Handbüchern der jeweiligen Hersteller entnommen werden. Die angegebenen Werte sind in der Regel Erfahrungswerte, mit denen sich relativ gut arbeiten lässt. Gerade für den naturheilkundlich und energiemedizinisch unerfahrenen Behandler sind solche Vorgaben eine wertvolle Hilfe und haben sich in der Vergangenheit gut bewährt.

Zu berücksichtigen ist dabei, dass der individuelle gegenwärtige Zustand des Menschen bzw. Tieres nicht in eine Standard-Tabellennorm gebracht werden kann. Der *individuelle Test* ist deshalb sicher effektiver. Im Laufe der Zeit haben sich Möglichkeiten ergeben, die den Ansprüchen von individuell angepassten Einstellwerten besser gerecht werden. Die entsprechenden Informationen können nur über den Patienten direkt abgerufen werden. Erst dadurch ist eine wirklich bedarfsorientierte Therapieeinstellung gewährleistet.

Eine Individualtestung wurde hier im Wesentlichen auf die folgenden vier Möglichkeiten beschränkt:

- Kinesiologie
- Terminalpunktmessung (EAV)
- Biotensor
- Pendel

Mit allen Verfahren können sowohl die erforderliche Frequenz als auch die Feldstärke und Polarität sowie die Therapiedauer und -folge über die entsprechenden resonanten Reaktionen abgerufen werden.

Zu beachten ist vor allem beim Umgang mit dem *Pendel* oder *Biotensor* die mentale Unabhängigkeit von jeglicher emotionalen Beeinflussung. Bei Unsicherheiten sollte von diesen Methoden Abstand genommen werden, da falsche Ergebnisse zwangsläufig zu einer falschen Therapiefolge führen.

Unsicherheiten liegen aufgrund unterschiedlicher Messtechniken teilweise auch im *EAV-Verfahren* – es sei denn, das Gerät misst ausschließlich nur dann, wenn der Messpunkt exakt definiert und gemessen wird und wenn das Gerät unabhängig vom Auflagedruck der Messsonde messen kann.

Hier scheint der *kinesiologische Muskeltest* noch die sicherste Methode zur Testung zu sein, da die Beeinflussung der Muskulatur – sowohl mental als auch mechanisch – nur sehr schwer möglich ist.

Nutzung von Synergien

Gerade die Kombination der Magnetfeldtherapie mit anderen energiemedizinischen Behandlungsarten wie

- Sauerstofftherapien
- Akupunktur
- Farbtherapie bzw. Farbakupunktur
- Laserbehandlung
- Chakrenbehandlung
- Reflexzonentherapie bzw. Druckpunktmassage

bietet dem in diesen Bereichen ausgebildeten Therapeuten Möglichkeiten, die Effizienz seiner Behandlung zu steigern.

Die Behandlung von Energiezonen – außer bei Sauerstofftherapien – in Verbindung mit pulsierenden Magnetfeldern erfordert eine genaue Kenntnis der Auslösefaktoren auf den Energiehaushalt und der Wirkung auf die entsprechenden Regelkreise bzw. Organfunktionen. Eine Kombinationsbehandlung dieser Punkte sollte daher nur von entsprechend ausgebildeten Therapeuten vorgenommen werden.

Die Frage nach der einzustellenden *Frequenz* bei der Behandlung von Energiezonen bzw. Meridianpunkten ist sicher nicht immer leicht zu beantworten. Geht man aber davon aus, dass der erfahrene Therapeut in der Regel weiß, welcher Punkt tonisiert bzw. stimuliert oder welcher Punkt sediert bzw. beruhigt werden muss, so wird der magnetische Reiz dieser vorgegebenen Reizwirkung angepasst.

Farbakupunktur

In der Farbakupunktur gilt grundsätzlich: Jeder Farbe kann eine entsprechende Frequenz zugeordnet werden. Der Dickdarmmeridian wird beispielsweise mit der Farbe Rot stimuliert. Die Behandlung mit dem Magnetfeldapplikator kann dann mit 19 Hz erfolgen. Dabei können sowohl ein Ganzkörperapplikator als auch ein Stab oder Kissen zum Einsatz kommen.

Während der Behandlung mit dem Farblichtgerät liegt der Patient auf der Ganzkörpermatte – im vorliegenden Beispiel mit einer südpolaren Ausrichtung und einer Frequenzeinstellung von 19 Hz.

Reflexzonenbehandlung

Nach der Grundtestung ist geklärt, welche Druckpunkte angeregt und welche beruhigt werden sollen. Die nachfolgende manuelle Ausgleichsbehandlung erfolgt nun mit dem dazugeschalteten Magnetfeld. Soll eine Dämpfung bzw. Sedierung erfolgen, sollte eine Frequenz zwischen 2 und 8 Hz gewählt werden. Die Ausrichtung des Magnetfeldes erfolgt nach Möglichkeit nordpolig.

Auch hier gilt:

Beruhigung	–	niedere Frequenz und evtl. Nord-Ausrichtung
Anregung	–	hohe Frequenz und evtl. Süd-Ausrichtung des Feldes

Diese Anpassung an die jeweilige Reizwirkung ist ebenfalls bei Akupunktur und Chakrenbehandlung möglich.

Zur Frequenzermittlung ist auch in diesen Fällen eine vorherige kinesiologische oder mentale Testung hilfreich, vor allem dann, wenn – aus welchen Gründen auch immer – Unsicherheiten bestehen.

Gerade für die Chakren-, Farblicht- und Akupunktbehandlung liegen teilweise bereits *Frequenztabellen* vor. Hier findet der Anwender die Einstellungsempfehlung für viele gängige Indikationen. Im Zweifelsfall sollte sich der Anwender an den jeweiligen Hersteller wenden und nach Einstellungsempfehlungen bei Kombitherapien fragen.

Die Anschaffung eines Magnetfeldgerätes

Egal, ob Heimanwender oder Profi – inzwischen gilt auch in diesem Bereich: Wer die Wahl hat, hat die Qual. Der Erfolg dieser Therapieform hat für eine Gerätevielfalt gesorgt, die es dem zukünftigen Anwender nicht gerade leicht macht, die richtige Entscheidung zu treffen.

Vertriebsformen wie Strukturvertriebe oder das Auftreten von Firmenvertretern bzw. deren Kompetenz muss der Interessent letztlich selbst bewerten. Dasselbe gilt für die Technik der angebotenen Geräte. Nicht immer bedeutet viel technischer Schnickschnack auch einen guten Therapieerfolg. Weniger ist oftmals mehr.

Ob ein festes Therapieprogramm mit Chip- und Magnetkarten oder die individuelle Einstellung von Frequenz und Feldstärke bevorzugt wird, bleibt wohl mehr eine Frage der Philosophie des jeweiligen Herstellers. Die Entscheidung muss letztendlich der zukünftige Anwender selbst treffen. Bedenklich erscheinen auf alle Fälle Kaffeefahrten oder ähnliche als »Informationsmeetings« getarnte Verkaufsveranstaltungen.

Wichtige Kriterien bei der Entscheidung sollten der therapeutische Erfolg und die Relation von Preis und Leistung sein. Auch die Frage, ob die Magnetfeldtherapie zur Philosophie des Therapeuten passt, kann ausschlaggebend bei der Anschaffung eines Gerätes sein. Und nicht zuletzt die Frage der Überzeugung! Denn nur wenn der Behandler von seiner Therapie überzeugt ist, kann er diese seinem Patienten anbieten.

Gegenanzeigen

Bei richtiger Anwendung sind keine unerwünschten Nebenwirkungen bekannt. Jedoch kann es unter Umständen zu einer so genannten *Erstreaktion* bzw. *Erstverschlimmerung* kommen. Dies bedeutet in der Regel, dass der Körper zunächst auf die Anwendung reagiert und einen Veränderungsprozess einleitet. Der Fachmann wird dann jeweils das weitere Vorgehen richtig empfehlen. Er wird seinen Patienten gezielt durch diese Therapiephase führen und auch auf die Veränderungen hinweisen. Auf alle Fälle sollten die jeweiligen Herstellerhinweise beachtet werden.

Die Magnetfeldbehandlung soll nicht angewandt werden bei:

- Herzschrittmachern und anderen elektronischen Implantaten,
- Schwangerschaft,
- schweren Organverpilzungen (z.B. Blut-, Lungenpilz),
- schwersten Herzrhythmusstörungen (bei Grad 3 und 4),
- fiebrigen Erkältungen.

Eine **eingeschränkte Anwendung durch einen erfahrenen Therapeuten)** kann erfolgen bei:

- Epilepsie,
- Elektrosensibilität,
- Hyperthyreose,
- Tumoren,
- Diarrhö und
- Myasthenie.

Hinweis: Die Anwendung pulsierender Magnetfelder ist kein Arznei- oder Heilmittel. Bei schweren Erkrankungen sollte ein Arzt konsultiert werden.

Wichtige Größen und Einheiten

Die Maßeinheit Tesla

Die Flussdichte oder – zum besseren Verständnis – das magnetische Feld wird in Tesla gemessen.

Physikalische Größe	Einheiten	Kürzel	Beziehungen
Magnetisches Feld	Tesla Millitesla Mikrotesla Nanotesla	T mT µT nT	1 T = 1.000 mT 1 mT = 1.000 µT 1 µT = 1.000 nT

Umrechnung Gauß – Tesla

1 Gauß	0,0001	Tesla (T)
	0,1	Millitesla (mT)
	100	Mikrotesla (µT)
	100.000	Nanotesla (nT)

Andere Größen und Einheiten

Elektrisches Feld	Kilovolt pro Meter Volt pro Meter	kV/m V/m	1 kV/m = 1.000 V/m
Frequenz	Gigahertz Megahertz Kilohertz Hertz	GHz MHz kHz Hz	1 GHz = 1.000 MHz 1 MHz = 1.000 kHz 1 kHz = 1.000 Hz
Elektrische Spannung	Kilovolt Volt Millivolt	kV V mV	1 kV = 1.000 V 1 V = 1.000 mV
Elektrische Stromstärke	Ampere	A	
Elektrische Leistung	Gigawatt Megawatt Kilowatt Watt Milliwatt	GW MW kW W mW	1 GW = 1.000 MW 1 MW = 1.000 kW 1 kW = 1.000 W 1 W = 1.000 mW

Literaturhinweise

1. Bilz, E.: Das neue Naturheilverfahren. Dresden–Radebeul ca. 1890
2. Daun, U., Daun, W., Kopschina, A.: Erdstrahlen, Elektrosmog, Umweltbelastungen. Berufsfachverband der Geopathologen e.V., Kassel 1997
3. Der Einfluss magnetischer Felder auf die Wundheilung. Langenbecks Arch. Chir, 337
4. Die Wiedemann-Therapie. Heilen durch Regeneration und Regulation. Wiedemann-Pharma GmbH, Münsing 2000
5. Everts, U., König, H.L.: Pulsierende magnetische Felder in ihrer Bedeutung für die Medizin. Hippokrates Verlag, Stuttgart 1977
6. Gala, D.R., Gala, D., Gala, S.: Be your own doctor with magnettherapy. Navneet Publ. Lim., Bombay 1981
7. Göning, B.: Heilstrom – seine Natur und seine Wirkung. Eigenverlag Friedrich Retlow, München 1951
8. König, H.L., Folkerts, E.: Elektrischer Strom als Umweltfaktor. Pflaum Verlag, München 1997
9. Kopschina, A.: Erdstrahlen – Gefahren erkennen und wirksam bekämpfen. 5. Aufl., Econ & List Verlag, München 1998
10. Meierhöfer, R.: Magnetfeldresonanztherapie – Einsatz in der Zahnarztpraxis. Comed 8 (2000) 78–79
11. Meyers Konversationslexikon. Bibliographisches Institut, Leipzig–Wien 1896
12. Mohr, P.: Sauerstofftherapien – die gesunde Art Energie zu tanken. W. Jopp Verlag, Wiesbaden 1996
13. Popp, H., Popp, E.: Dynamische Wirbelsäulentherapie nach Popp in Verbindung mit induktiver Zelltherapie. Comed 5 (1999) 36–37
14. Schrödter, W.: Präsenzwirkung – vom Wesen der Heilung durch Kontakt. Arkana-Verlag, 1960

15. Sielmann, G.: Der Praxisfall: Magnetfeld- und Farbtherapie konnte Endothesenoperation vermeiden. Report Naturheilkunde 3 (2001) 46
16. Wagner, H.-D.: Die heilenden Kräfte des pulsierenden Magnetfeldes. Comed 3 (1997) 44–46
17. Wagner, H.-D.: Pulsierende elektromagnetische Energie als Zusatztherapie bei Krebs. Comed 6 (1997) 22
18. Wagner, H.-D.: Fröhliche Urständ. Die heilenden Kräfte des Magnetfeldes damals und heute. Comed 5 (1998) 74–75
19. Wagner, H.-D.: Energiemedizinische Therapieverfahren zum Ausgleich körpereigener Energiedefizite. F.I.T.-Magazin 17 (1999) 23–25
20. Wagner, H.-D.: Pulsierende Magnetfelder als Kausaltherapie. Report Naturheilkunde 3 (2000) 30–34
21. Wagner, H.-D.: Vitalizacija in regeneracija z pulziranim magnetnim poljem. Pozdrav 4 (2000) 45
22. Wagner, H.-D., Dr. Raithel: Magnetfeldtherapie hilft bei Allergien. Report Naturheilkunde 3 (2001) 37
23. Wagner, R.: Biophysikalische Testverfahren. Comed 9 (2000) 109

Erläuterung wichtiger Fachbegriffe

Adipositas: Fettsucht, oftmals stoffwechselbedingt. *Symptome:* Fettleibigkeit, Herz-Kreislauf-Probleme, Probleme im Bewegungs- und Stützapparat.

Akne: Hautfinnen. Hervorgerufen durch verstopfte Talgdrüsen. *Symptome:* Pusteln, Pickel (oft entzündet).

Akupunktur: Ausgleich energetischer Störungen des Organismus. An unterschiedlichen Punkten werden Akupunkturnadeln entlang der Energiebahnen (Meridiane) des Körpers eingestochen.

Allergie: Immunstörung, Reaktion auf körperfremde Substanzen. *Symptome:* Unverträglichkeiten, Hauterkrankungen, Atemnot usw.

Alternativmedizin: Sammelbegriff für naturheilkundliche Heilmethoden.

Allopathie, allopathisch: schulmedizinische Behandlung bzw. Medikamente

Altersschwäche: Abbau der Vitalkräfte durch Altern.

Aloe vera: Heilpflanze mit ca. 200 Wirkstoffen (Vitamine, Enzyme, Lignine, Mukopolysaccharide).

Amalgam: Metalllegierung mit Quecksilber (giftig), häufig für Zahnfüllungen verwendet.

Amplitude: Weite einer Schwingung bzw. einer Pendelbewegung. Bei der Optimierung der magnetischen Feldstärke und Frequenz entsteht ein Amplitudenfenster.

Anamnese: Krankengeschichte, Beginn und Verlauf einer aktuellen Störung.

Antibiotika: Medikamente zur Behandlung bakterieller Infektionskrankheiten.

Apoplexie: Schlaganfall, Hirnschlag infolge arterieller Veränderungen im Gehirn. *Symptome:* Lähmung, Bewusstseinsstörung.

Arthritis: Entzündung der Gelenke. *Symptome:* Schmerzen, Steifigkeit, Schwellung, Übererwärmung.

Arthrose, Arthrodesen: Gelenkdegeneration durch Abnutzung, Überbeanspruchung, Alterung und Stoffwechselstörungen, auch als Folge rheumatischer und entzündlicher Gelenkerkrankungen. *Symptome:* Schmerzen, Steifigkeit, Bewegungseinschränkung.

Asthma bronchiale: Anfälle von Atemnot infolge einer Verengung der Bronchien durch eine Hyperaktivität bzw. Entzündung der Atemwege, auch durch eine Allergie. *Symptome:* Husten, Erstickungsanfälle.

Athrophie: Rückbildung eines Organs oder Gewebes. Siehe auch Morbus Sudeck.

Augakupunktur: Form der Akupunktur, bei der im Bereich der Augen akupunktiert wird.

Bandscheibenprolaps (Bandscheibenvorfall): Austritt des Kerns der Bandscheibe. *Symptome:* Schmerzen, Bewegungseinschränkung, Lähmungserscheinungen, Nervenschädigung.

Beckenschiefstand: Fehlstellung des Beckens. Angeboren oder Entstehung durch Unfall bzw. durch einseitige Beinlängenverkürzung. *Symptome:* Hüft- und Wirbelsäulenprobleme.

Behandlungsresistenz: keine Reaktion auf Behandlungen. Entsteht oftmals durch Blockaden der Meridiane bzw. im Bindegewebe.

Belastungsschmerz: Schmerz, der nur bei Belastung auftritt.

Bewegungsschmerz: Schmerzsymptome bei Bewegung.

Bewegungstherapie: individuelle oder in Gruppen durchgeführte körperliche Aktivität. Siehe auch passive Bewegungstherapie.

Bindegewebe: dient der Umhüllung und der Einbettung von Nerven, Gefäßen, Muskeln und Organen. Wird aus Zellen und verschiedenen Grundsubstanzen wie Mukopolysaccharide als Kitt (z.B. Acemannan) und kollagenen Fasern aufgebaut.

Bioenergie: aus natürlichen chemischen oder physikalischen Prozessen entstehende Kraft.

Biomagnetismus: natürliche magnetische Kraft.

Bioresonanztherapie: Behandlungsmethode in der Alternativmedizin, wissenschaftlich nicht anerkannt. Wirkt durch eine Rückkopplung innerhalb einer Informationsreversion zellulärer Regelkreise. Meist erfolgreich bei Allergien.

Biotensor: rutenähnliches Gerät zur Wahrnehmung feiner Schwingungsstrukturen auf mentaler Basis. Wird meist als Diagnose- und Testhilfsmittel eingesetzt.

Biozyklus, Biorhythmus: Regelung natürlicher Körperfunktionen (z.B. Tag-und-Nacht-Rhythmus) nach bestimmten Wirkkreisen bzw. Regelkreisen.

Bissverschiebung: angeborene oder erworbene Zahnfehlstellung, Anomalie der Stellung des gesamten Kiefers bzw. der Zähne zueinander.

Blasenkatarrh (Zystitis): Entzündung der Blasenschleimhaut oder der ganzen Blase. Meist durch Bakterien (Kokken) verursacht, auch durch mechanische und chemische Reize, Viren oder Strahlentherapie. *Symptome:* Brennen beim Wasserlassen, Harndrang usw.

Blutkörperchen: Bestandteile des Blutes, z.B. Erythrozyten, Leukozyten, Lymphozyten, Monozyten, Thrombozyten u.a.

Blutpilz: Pilzbefall des Blutes. Verschiedenc Symptome.

Blutplättchen: siehe Thrombozyten.

Blutzucker: Glukose(Traubenzucker)-Gehalt im Blutserum. Übermäßig viel Glukose im Blut wird als Hyperglykämie, ein Mangel als Hypoglykämie bezeichnet.

Botenstoff(e) (auch Neurotransmitter): chemische Substanzen, die an den Synapsen (Verbindungsstellen) in Zentralnervensystem und Nerven einen Impuls weiterleiten. Gelten als Informationsträger und dienen auch zur De- bzw. Hyperpolarisation durch eine Potenzialänderung an der Membran. Wichtige Botenstoffe sind Adrenalin, Noradrenalin, Dopamin, Serotonin und evtl. Melatonin.

Bronchitis, chronische: Entzündung der Bronchialschleimhaut, meist der größeren Bronchien. Ausgelöst durch äußere Reize wie Infektionen, Allergien, toxische oder chemische Stoffe, auch durch Bakterien wie Streptococcus pneumoniae oder Haemophilus influenzae. *Symptome:* starker Husten und schleimiger Auswurf, Atemnot, Schmerzen in der Brust, leichtes Fieber.

Chakra: Energiezentrum nach indischer Heilslehre.

Chakrenbehandlung: Harmonisierung der Chakren, z.B. durch Farbtherapie oder Druckmassage.

Chemotherapie: Therapie zur Hemmung von Tumorzellen im Organismus mit Chemotherapeutika (natürliche oder synthetische niedermolekulare Substanzen mit selektiver Wirkung auf den jeweiligen Tumor).

Chirotherapie: Einrichten oder Verschieben von Wirbeln durch eine spezielle Handgrifftechnik, nicht ungefährlich.

Cholesteatom (Mittelohrgeschwulst): Geschwulst aus Binde- und Granulationsgewebe. *Symptome:* Mittelohrschwerhörigkeit, Abszess.

Cholesterin: Grundsubstanz der Gallensäure, wird im Körper gebildet sowie z.B. durch Tierfett und Eidotter aufgenommen. Ablagerungen von Cholesterin an der Arterienwand können zu Arterienverkalkung führen

chronisch: über einen langen Zeitraum andauernder Krankheitsverlauf.

Corium (Lederhaut): bindegewebeartiger Anteil der Haut zwischen der Oberhaut und Unterhaut, 0,3 bis 2,4 mm stark. Enthält kollagene Fasern, Zellen, Nerven, Blutgefäße, Schweißdrüsen und Haarfollikel.

Cortison: aus der Nebennierenrinde isoliertes Hormon (Glukokortikoide), auch zur Therapie z.B. bei rheumatischen Erkrankungen, Dermatosen, Asthma usw. eingesetzt. Bei längerer Anwendung u.U. schwere Nebenwirkungen.

Coxarthrose: Arthrose in den Hüftgelenken (siehe Arthrose). *Symptome:* Schmerzen und Bewegungseinschränkung. Manchmal ist der Einsatz von künstlichen Hüftgelenken (Endoprothesen) erforderlich.

Darmperistaltik: Kontraktion bzw. Beweglichkeit des Darms zur Stuhlentleerung.

Daumengrundgelenksarthrose: siehe Arthrose. *Symptome:* Schwellung, Schmerzen, Fehlstellung.

Depolarisation: Aufhebung einer gegensätzlichen Wirkung.

Diabetes mellitus: Zuckerkrankheit, häufigste endokrine Störung der Bauchspeicheldrüse und des Glukosestoffwechsels. Kennzeichen ist ein Mangel an Insulin. *Symptome:* Durstgefühl, große Harnmengen, chronische Harnwegsinfektion, Wundheilungsstörungen, offene Wunden, Potenz- und Menstruationsstörungen, diabetisches Koma. *Therapie:* meist Zuführung von Insulin.

Diarrhö: Durchfall, dünnflüssiger Stuhl.

Diskusprolaps: siehe Bandscheibenprolaps.

Distorsion: Verstauchung, Zerrung, meist an Gelenken. *Symptome:* Schwellung, Schmerzen, Bluterguss, Funktionseinschränkung.

DNS (Desoxyribonukleinsäure): gilt als Träger genetischer Informationen und ist im Zellkern angesiedelt.

Dopamin: Botenstoff, beeinflusst die Motorik und das Koordinationsverhalten, biochemische Vorstufe zu Adrenalin und Noradrenalin.

Druckpunkte: druckempfindliche Körperstellen, dienen zur Diagnostizierung bestehender Erkrankungen.

Druckpunktmassage (auch Reflexzonenmassage): Regulierung bestimmter Körperzonen, die auf Fingerdruck mit Reflexen reagieren. Dadurch können Rückschlüsse auf Störungen in bestimmten Regelkreisen gezogen werden.

Dunkelfeldanalyse (nach Enderlein): Blutbilddiagnose mit vitalem Blut. Unmittelbar nach der Entnahme einer geringen Menge Blut erfolgt die Analyse mit einem speziellen Dunkelfeldmikroskop.

Dysfunktion: Funktionsstörung.

Dysmenorrhö: schmerzhafte Menstruation. *Symptome:* Schmerzen, Zwischenblutungen.

Dystrophie: Mangelerscheinungen in verschiedenen Bereichen, z.B. aufgrund von Ernährungsstörungen oder als Muskelschwäche. Je nach Verlaufsform verschiedene Symptome.

EEG (Elektroenzephalogramm): Methode zur Messung der Hirnströme.

Eigenblutbehandlung: Umstimmungstherapie. Injektion von Eigenblut, angereichert u.a. mit Proteinen, zur Anregung des Immunsystems.

Eisen: chemisches Element (Zeichen Fe). Vorkommen im Körper in den roten Blutkörperchen. Eisenmangel führt zur Anämie (Blutarmut). Eisen ist magnetisch und hat die Aufgabe, Sauerstoff im Blut zu binden.

Eiweiß: aus Aminosäuren aufgebauter Naturstoff, wichtiger Bestandteil lebender Organismen. Im Körper üben Eiweiße z.B. als Enzyme, Hormone, Stützeiweiße (z.B. Kollagen) und als Proteine eine wichtige Funktion aus.

Eiweißkanäle: Öffnungen in der Zellmembran, die im Zellstoffwechsel der Zellversorgung dienen.

Elektroakupunktur nach Voll (EAV): Stimulation von Meridianpunkten (Akupunkturpunkten) mittels elektrischen Stroms. Der schwache elektrische Reiz stimuliert den meridianen Energiefluss. Dabei kann dieser Reiz anregend oder dämpfend eingesetzt werden. Über die natürliche Leitfähigkeit der Meridianbahnen dient die EAV auch als wichtiges alternatives Diagnosehilfsmittel.

elektromagnetisches Feld: Jedes bewegte elektrische Teilchen erzeugt eine Art Strom. Damit entsteht auch ein magnetisches Feld.

Elektron: leichtestes negativ elektrisch geladenes Elementarteilchen. Bestandteil jedes Atomverbandes. Alle elektrischen Vorgänge basieren auf die Bewegung von Elektronen. Im Magnetfeld bewegen sie sich senkrecht zu den Feldlinien.

elektronisches Implantat: z.B. Herzschrittmacher oder Insulinpumpe. Dient als Ersatz für ausgefallene körpereigene Funktionen.

Elektrosensibilität: Überempfindlichkeit gegenüber elektrischen Störfeldern. *Symptome:* Unwohlsein, Kribbeln.

Elektrotherapie: therapeutische Anwendung von elektrischen Strom zur Stimulation von Muskeln, Nerven oder Organen.

Endoprothese: Nachbildung eines zerstörten Knochens bzw. Organteils (Knie, Hüfte) aus Metall oder Kunststoff, das als Ersatz im Körper eingesetzt wird.

Endorphine: vom Körper produzierte endogene Morphine. Können als Neurotransmitter oder -modulatoren wirken. Wirkung: Schmerzlinderung, Regulation der Körpertemperatur, Steuerung von Verhalten, Antrieb und Darmtätigkeit.

Endothelzelle: Zellform im Zellgewebe der Blutgefäße. Durch Entquellen der Endothelzellen werden Kapillarwände durchlässiger für den Abtransport von Sauerstoff und anderen Nährstoffen in das umliegende Gewebe. Dies stellt u.a. die Voraussetzung für einen funktionierenden Zellstoffwechsel dar.

Endost: Knocheninnenhaut, kleidet die Knocheninnenräume aus.

Entgiftung: Ausscheidung von Giften, meist durch Umwandlung in leichter auszuscheidende Stoffe.

Entsäuerung: Reduzierung des Säuregehaltes.

Enzyme: Proteine, Bausteine des Lebens. Dienen als Katalysatoren für chemische Reaktionen im Organismus.

Epicondylitis (Tennisarm): entzündlicher Prozess, meist im Ellenbogen. Kann sich auch chronisch entwickeln. Entstehung häufig durch Überbeanspruchung im Sport oder Beruf. *Symptome:* Druckschmerz, Bewegungseinschränkung.

Epidermis: Oberhaut, gefäßlose äußerste Hautschicht. Dicke je nach Region bis zu 4 mm.

Epilepsie: Infolge exzessiver Entladung von Neuronen kommt es zu Störungen im Gehirn. Es sind verschiedene Formen der Epilepsie bekannt. *Symptome:* Krampfanfälle, Bewusstseinsstörungen, psychische Veränderungen, Hysterie.

Epithelisierung: Neubildung von Gewebe, z.B. Haut, nach Verletzungen, Verbrennungen oder Verätzungen.

Epiphyse (Pinealorgan, Zirbeldrüse): Steuerungsorgan zur Ausschüttung verschiedener Hormone bzw. Neurotransmitter.

Erdstrahlen: geologische Veränderungen, die zu Irritationen der Schwingungsstruktur des Erdmagnetfeldes führen. Man nimmt eine negative Beeinflussung des magnetischen Umfeldes der Zellmembran an.

Erstverschlimmerung (auch Erstreaktion, Heilreaktion): Reaktion des Organismus auf therapeutische Maßnahmen. Wird als positives Zeichen gewertet.

Erythrozyten: rote Blutkörperchen. Runde, blassrote kernlose Zellen. Die Bindung von Sauerstoff im Blut erfolgt über die Erythrozyten und das Hämoglobin. Gesunde Erwachsene besitzen ca. 25 Milliarden Erythrozyten mit ca. 650 g Hämoglobin. Die Lebensdauer der Erythrozyten beträgt ca. 120 Tage, dann erfolgt normalerweise zeitgleich eine Neubildung. Bei beschleunigtem Abbau kommt es zur Anämie (Blutarmut).

Erzader: Metallader im Gestein (Gold, Silber, Eisenerz usw.).

Exsudat: eitriger oder blutiger Ausfluss bei Entzündungen, auch als Substanz aus den Kapillaren.

Farbakupunktur: Form der Farbtherapie. Dabei werden Akupunkturpunkte mit einem sog. Farbgriffel mittels gebündeltem und gefiltertem Licht (Farbfilter) entsprechend der therapeutischen Vorgabe behandelt.

Farbtherapie: Alternativbehandlung mittels Farben, wobei den verschiedenen Farben bestimmte (anregende oder beruhigende) Heilwirkungen zugeschrieben werden. Als wichtiges Auslöseorgan für den therapeutischen Effekt wird die Epiphyse angenommen. Durch eine entsprechende Frequenzzuordnung zu den gängigen Therapiefarben kann die passende Magnetfeldfrequenz dazukombiniert werden.

Faserbündelgewebe: kollagenes Gewebe als Bestandteil des Bindegewebes.

Feldgenerator: Erzeuger oder Wandler eines elektrischen bzw. magnetischen Feldes.

Feldstärke: siehe magnetische Feldstärke.

Fibroblasten: Zellvorstufe der Fibrozyten. Bewirken die Anheftung von Zellen an die Nachbarzellen. Dadurch ist die Bildung von Bindegewebe möglich.

Fibrozyten: spindelförmige Zellen des Bindegewebes.

Fissur: Spaltung, Einriss, unvollständiger Knochenbruch, bei dem der Knochen nur angebrochen ist.

Fraktur: Bruch des Knochens. Es gibt verschiedene Arten, z.B. Trümmerfraktur, offene oder geschlossene Fraktur. Entsteht meist durch äußere Gewalteinwirkung. Selten pathologisch bedingt, z.B. bei Verlust der Knochendichte (Osteoporose).

Frequenz: Impuls oder Schwingung (z.B. magnetisch), die in einer bestimmten Zeit (1 Sekunde) gemessen wird. Maßeinheit ist Hertz (s^{-1} = 1 Schwingung pro Sekunde).

Frequenzbündelung: Mehrere Frequenzen werden in einen Impulszyklus intermittierend eingebaut.

Ganzkörperbehandlung: Magnetfeldbehandlung mit sog. Ganzkörperapplikatoren (Magnetfeldmatten), in die magnetische Spulen eingearbeitet sind.

Gauß, Karl Friedrich (1777–1855): Mathematiker, Physiker und Astronom, berechnete den magnetischen Nordpol. Erfinder des ersten elektromagnetischen Telegraphen. Frühere Maßeinheit für die magnetische Feldstärke.

Geldrollenbildung: im Blutbild sichtbare Verklebungen der Erythrozyten. Meist ein Zeichen eines Sauerstoffdefizits im Blut.

geomagnetisches Feld: Erdmagnetfeld.

geopathologische Störfelder: geologische Veränderungen (meist Erdstrahlen), die Schädigungen des Organismus hervorrufen. Sie bilden eine Barriere gegenüber dem natürlichen Erdmagnetfeld. Dadurch kann es zu einer Ionisierung und einer Beeinträchtigung innerhalb der Eigenschwingung und des Konzentrationsgefälles der Zellmembran kommen.

Gewebesklerose (progressive systemische Sklerose, PSS): Verhärtung des Bindegewebes. *Symptome:* Knötchenbildung, Ödeme, Pigmentierung.

Ginkgo: Baum mit fächerförmigen Blättern und runden, gelben Früchten. Inhaltsstoffe gelten als durchblutungsfördernd, werden in der Alternativmedizin häufig eingesetzt.

Gitternetze: gitterförmige Erdstrahlen in definierten Abmessungen. Auch als Globalgitternetze bekannt, z.B. Hartmann-Gitter, Curry-Gitter, 10-m-Gitter.

Gonarthrose: Arthrose im Kniegelenk (siehe Arthrose).

Gravitation: Schwerkraft; Kraft, mit der sich schwere Massen gegenseitig anziehen. Die Erde zieht als schwerer Körper jeden anderen Körper an. Die Gravitation ist über die ganze Erdoberfläche konstant zum Erdmittelpunkt ausgerichtet.

Hämatom: Bluterguss, meist durch Stöße auf das Gewebe. *Symptome:* Schwellung, starke Verfärbung, Schmerzhaftigkeit.

Hämoglobin: roter Blutfarbstoff der Erythrozyten. Im Organismus beträgt der Anteil an Hämoglobin ca. 650 g, davon sind ca. 6 % eisenhaltig.

Hausstauballergie: meist durch Milben hervorgerufene Allergie. *Symptome:* Ekzem, Juckreiz, Asthma bronchiale.

Hautkrebs (Melanom): Tumor der Haut. *Symptome:* Pigmentierung mit blau-schwarzer Verfärbung.

Hautverätzung: meist durch Säuren oder Salze hervorgerufene Verbrennungen.

Heilreaktion: siehe Erstverschlimmerung.

Heisenberg, Werner (1901–1976): Physiker, Nobelpreis für Physik 1932. Entwickelte die Quantentheorie.

Hemiplegie: vollständige Lähmung einer Körperhälfte.

Hertz, Heinrich (1857–1894): wies die langwelligen magnetischen Wellen (Rundfunkwellen) nach. Maßeinheit der Wellenfrequenz (1 Hz = Schwingungseinheit pro Sekunde).

Herzinfarkt: akut auftretende Komplikation bei koronarer Herzkrankheit, z.B. Herzmuskelnekrose, Mangeldurchblutung der Herzgefäße, Gefäßverschluss. *Symptome:* Brustschmerzen, Druckgefühl mit ausstrahlenden Schmerzen bis in den Arm, Blässe, kalter Schweiß, Angstgefühl.

Herzinsuffizienz: unzureichende Förderleistung des Herzens, Herzmuskelschwäche. *Symptome:* allgemeine Schwäche, niedriger Puls.

Herzrhythmusstörung: Abweichungen in der Regelmäßigkeit der Herzfunktionen. *Symptome:* unregelmäßiger Herzschlag, Herzstolpern, Kammerflimmern.

Herzschrittmacher: Elektrostimulation der Herztätigkeit durch ein implantiertes (eingesetztes) Gerät. Durch elektromagnetische Felder kann evtl. eine Störung hervorgerufen werden.

Herzschwäche: siehe Herzinsuffizienz.

Hippocampus: Vorwölbung im Gehirn, Teil des limbischen Systems.

Histamin: Neurotransmitter, biogenes Amin. Anreicherung vor allem im Hypothalamus. Beeinflussung u.a. von allergischen Reaktionen und der Darmkontraktion.

Homöopathie: von Samuel Hahnemann (1755–1843) begründete Therapie, bei der Substanzen eingesetzt werden, die den Krankheitserscheinungen ähnliche Symptome auslösen. Dabei werden die verabreichten Stoffe durch Verreiben oder Verschütteln energetisch umgewandelt (potenziert).

Homöostasis: Aufrechterhaltung aller körpereigenen Regelkreise.

Hormonbehandlung: Ausgleich eines bestehenden Hormondefizits oder -überschusses.

Horvitherapie: Therapie mit Schlangengift, überwiegend bei Autoimmunstörungen.

Hüftkopfnekrose: Veränderung der Gewebestruktur durch Absterben einzelner Zellen, Degeneration des Hüftkopfes. *Symptome:* Bewegungseinschränkung, Schmerzen.

Humerusfraktur: Oberarmbruch.

HWS-Syndrom: Schmerzen im Bereich der Halswirbelsäule.

Hypästhesie: herabgesetztes Empfinden bei Berührung, meist aufgrund von Schädigungen im peripheren Nervensystem.

Hyperaktivität: Überaktivität verschiedener Funktionen.

Hyperpolarisation: z.B. Erhöhung des Membranpotenzials in Ruhe.

Hyperthyreose: Überfunktion der Schilddrüse. *Symptome:* Schweißausbrüche, Gewichtsabnahme trotz Heißhunger, Durchfall.

Hypertonie: Bluthochdruck, erhöhter systolischer Wert über 140 mmHg und diastolischer Wert über 90 mmHg. *Symptome:* u.a. Schwindel, Kopfschmerz, Sehstörungen.

Hypertrophie: Vergrößerung von Organen, Gewebe bzw. Muskulatur durch Zunahme des Zellvolumens.

Hypnose: Beeinflussung des Bewusstseins durch Einengung der Aufmerksamkeit und des Realitätsbezugs. Verbale und optische Suggestion. Psychotherapeutische Anwendung durch speziell ausgebildete Therapeuten: Heilschlafanwendung, Schmerztherapie, vergangenheitsorientierte Anamnese.

hypodermisch: Unterfunktion innerhalb der Haut.

Hypophyse: kirschgroßes endokrines Organ an der Schädelbasis, schüttet bestimmte körpereigene Substanzen bzw. Hormone aus. Direkte Verbindung zum Hypothalamus. Vermutliche Zusatzfunktion auch als Informationsträger.

Hypothalamus: Teil des Zwischenhirns. Regelzentrum für Blutdruck und Atmung, Wach- und Schlafrhythmus, Wärmehaushalt, Hunger und Sättigung, Fettstoffwechsel, Wasserhaushalt, Sexualfunktion und Schweißsekretion, Bildung wichtiger Hormone. Siehe auch Hypophyse.

Hypothyreose: Unterfunktion der Schilddrüse. *Symptome:* Bei Säuglingen Trinkfaulheit und Verstopfung, Wachstumsstörungen, Verzögerung der Zahnentwicklung. Sonst Apathie, rauhe Haut, allgemeine Schwäche, Gewichtszunahme, niedriger Blutzuckerwert.

Hypotonie: Druck- oder Spannungsreduzierung, z.B. niedriger Blutdruck: systolischer Druck unter 100 mmHg, diastolischer Wert unter 60 mmHg. *Symptome:* Schwindel, Kopfschmerz, Kollapsneigung, Ohrensausen. Weitere Form: Muskelhypotonie.

Immunmodulation: Regulierung der körpereigenen Abwehrkräfte (siehe Immunsystem).

Immunstörung: Störung des Immunsystems.

Immunsystem: System zur Erhaltung der Körpergesamtstruktur durch die Abwehr körperfremder Substanzen und die Eliminierung entarteter Körperzellen.

Implantation: Einpflanzen körperfremder Materialien (elektrische Stimulationsgeräte, Gefäße, Knochen, Zahnersatz, Gelenke usw.).

implantierte Spule: siehe Übertragerspule.

Impuls: hier Übertragung elektromagnetischer Impulse auf den Organismus.

Induktion: Erregung elektrischer Ströme durch veränderliche Magnetfelder.

Informationstherapie: naturheilkundliche Anwendung von meist homöopathischen Mitteln oder Therapieformen, die die Energie- und Schwingungsstrukturen innerhalb der Homöostase verändern bzw. anpassen. Schulmedizinisch umstritten.

Inkontinenz: meist Schwäche bestimmter Ausscheidungsorgane wie Blase und Darm. *Symptome:* Unfähigkeit, Stuhl oder Harn zurückzuhalten.

Inselzellen: Langerhans-Zellen des Pankreas (Bauchspeicheldrüse).

Insulin: von den Inselzellen der Bauchspeicheldrüse gebildetes Hormon, das die Herabsetzung des Blutzuckerwertes bewirkt.

Interferenz: Wechselwirkung mehrerer Wellen. Gleiche Wellen verstärken sich, gegensätzliche Wellen heben sich auf.

Intoxikation: Einbringen von giftigen Stoffen. Je nach Art und Inhaltsstoffen der giftigen Substanzen (häufig Umweltgifte) kommt es zu unterschiedlichen Symptomen.

Ionen: elektrisch geladene Teilchen, in denen es zu Spaltungsprozessen kommt. Bewegen sich im elektrischen Feld zur jeweils entgegengesetzt geladenen Elektrode.

ionisierter Sauerstoff: durch die Veränderung der Ionenzahl werden Ionen aus der Atomhülle entfernt und der Sauerstoff energetisiert.

Irisdiagnose: Diagnosemethode, bei der durch Veränderungen innerhalb der Iris (Regenbogenhaut des Auges) Rückschlüsse auf Erkrankungen gezogen werden. Schulmedizinisch nicht anerkannt.

Ischialgie: Schmerzen durch Druck bzw. Reiz im Bereich des Ischiasnervs. *Symptome:* ausstrahlende Schmerzen im Lendenbereich, Druckschmerz, Verspannungen.

isodynamische Feldlinien: Linien, welche den Verlauf der erdmagnetischen Kraftfelder auf der Erdoberfläche darstellen.

Jetlag: Unregelmäßigkeit innerhalb des Schlaf-wach-Rhythmus durch die Zeitverschiebung bei interkontinentalen Flügen.

Kalium: chemisches Element (Zeichen K). Kommt besonders viel in den Erythrozyten und als Elektrolyt in der Zelle vor. Dient zur Aufrechterhaltung des Zellruhemembranpotenzials (siehe Membranpotenzial) und ist an allen elektromagnetischen Prozessen im Gewebe (Nerven und Muskeln) beteiligt. Ein Kaliummangel (Hypokaliämie) führt zu Störungen der Muskelkontraktion und des Eiweiß- und Kohlehydratstoffwechsels.

Kallus: neu gebildeter Knochen an Frakturstellen. Die Bildung neuer Knochenmasse findet durch eine Umwandlung von Gewebe in Kallus statt.

Kalzinose: Kalkreichtum mit Kalkablagerungen z.B. in Haut (Subcutis), Gewebe, Wirbelsäule oder verschiedenen Organen. *Symptome:* Durchblutungs- und Stoffwechselstörung, Wirbelsäulenprobleme usw.

Kalzium: chemisches Element (Zeichen Ca). Wird zur Blutgerinnung, zur Erregung von Nerven- und Muskelgewebe und zum Aufbau der Knochen benötigt. Zusammenwirken mit Vitamin D und Kalzitonin.

Kalzitonin: in der Schilddrüse gebildetes Hormon. Hemmt den Knochenabbau (Osteoporose) und fördert den Kalziumeinbau.

Kapillare: Blutgefäß innerhalb der Mikrozirkulation.

Kapillarwand: Blutgefäßwand.

Katarakt: Trübung der Augenlinse.

Keratoconjunctivitis sicca: mangelhafte Befeuchtung der Bindehaut. *Symptome:* Brennen, Fremdkörpergefühl.

Kieferfehlstellung: angeborene oder (durch Unfall) erworbene Kieferanomalie, siehe Bissverschiebung.

Kinesiologie: alternative Testmethode als Diagnosehilfsmittel. Durch vergleichende Muskelreaktionen werden Veränderungen festgestellt.

Knochendichtemessung: Diagnosehilfe bei Osteoporose.

Knochenspanverpflanzung: chirurgisches Einsetzen eines Knochenspanimplantats.

Knochenzyste: Knochendefekt mit Hohlraumbildung.

Kollagenfasern: Kitt- und Stützsubstanz zum Aufbau von Gewebe (z.B. Haut), besteht aus Protein und Mukopolysacchariden.

komplementär: ergänzend, ganzheitlich.

Kontusion: Prellung bzw. Quetschung von Organen durch stumpfe Gewalteinwirkung.

Konzentrationsgefälle: elektrisches Potenzial der Zelle, vergleichbar mit dem Gefälle zur Stromerzeugung.

Konzentrationsstörung: Aufmerksamkeits- und Merkschwäche, vor allem bei Kindern.

Korpuskularstrahlung: eine Art Röntgenstrahlung aus dem Weltall, wirkt negativ auf organisches Leben. Entstehung und Herkunft noch ungeklärt.

Krampfringe: Begriff aus der Irisdiagnostik. Sichtbarer Hinweis auf Krampfleiden.

Kreislauflabilität: Schwankungen innerhalb des Herz-Kreislauf-Systems. *Symptome:* wechselnder Blutdruck, Schwindel, Mattigkeit.

Kreuzbein: Verschmelzung der fünf Kreuzwirbel und Bänder zu einem einheitlichen Knochen.

Lamellenknochen: Knochengewebe, Stadium des Knochenaufbaus.

Laserbehandlung: Laser = **l**ight **a**mplification by **s**timulated **e**mission of **r**adiation (Lichtverstärkung durch stimulierte Emission). Verstärkung elektromagnetischer Wellen im Spektralbereich. Wird in der Chirurgie und als sog. Softlaser bei Hautirritationen eingesetzt.

Lederhaut (Corium): mittlere Hautschicht mit Verbindung zur Epidermis (Oberhaut), ca. 0,3–2,4 mm dick, enthält Schweißdrüsen und Haarfollikel.

Leukozyten: weiße Blutkörperchen. Zerstören Bakterien und andere Fremdstoffe, wichtiger Abwehrfaktor des Körpers.

lumboischialgisch: im Bereich des Beckens.

Lumboischialgie, Lumbalgie: siehe Ischialgie.

Lungenpilz: Pilzbefall der Lunge.

LWS-Syndrom, LWS-Schmerz: Schmerzen im Bereich der Lendenwirbelsäule.

Lymphe: hellgelbe Flüssigkeit, die der Versorgung und Entsorgung des Gewebes dient.

Magnetfeld: der Bereich, in dem die magnetische Kraft wirkt. Entsteht, wenn eine elektrische Ladung bewegt wird (fließt). Die Ströme der einheitlich ausgerichteten Atome erzeugen das magnetische Feld.

magnetische Feldlinien: siehe isodynamische Feldlinien.

magnetische Feldstärke: Kraft bzw. Stärke, die das magnetische Feld bildet.

magnetischer Impuls: kurzzeitiger magnetischer Stoß.

magnetisches Organ: dient der Selektion magnetischer Schwingungen, die vom Körper entsprechend ihren Eigenschaften und Nutzen verarbeitet werden, vermutlich auch als Navigationsinstrument.

magnetische Welle: periodische Bewegung einer magnetischen Kraft, die sich in eine bestimmte Richtung ausbreitet.

Magnetismus: Sammelbegriff für alle Erscheinungen des magnetischen Feldes und seiner Wirkung. Siehe Magnetfeld.

Magnetit: Magneteisenstein (chemisches Zeichen Fe_3O_4). Magnetitkristalle entstehen durch chemische Reaktion.

Magnetopath: ältere Bezeichnung für einen Therapeuten mit natürlichen magnetischen Heilkräften.

Makuladegeneration: Augenerkrankung im Bereich der Retina durch Ablagerungen von Eiweißmaterial, auch altersbedingt. *Symptom:* Abnahme der Sehstärke.

manuelle Therapie: alle Behandlungen, die mit den Händen durchgeführt werden.

medizinische Bäder: Heilbäder, die bei verschiedenen Erkrankungen eingesetzt werden. Wirksam durch verschiedene Zusätze oder durch Kombination mit physikalischen Therapien.

Medulla oblongata: verlängertes Rückenmark. Enthält lebenswichtige Nervenzentren.

Melatonin: Hormon, das im Zusammenhang mit dem Hell-dunkel-Rhythmus von der Epiphyse produziert wird.

Melatonin-Serumspiegel: messbarer Melatoningehalt im Organismus.

Melatoninsynthese: Aufbau einer chemischen Verbindung von Melatonin mit anderen Stoffen, z.B. durch Verschmelzung.

Membranpotenzial: elektrische Spannung, die durch Trennen verschiedener Elektrolytlösungen auftritt oder dann, wenn die Membran eine unterschiedliche Durchlässigkeit für verschiedene Ionen aufweist. Im Vergleich zum Äußeren der Zelle ist das Innere negativ geladen. Für dieses sog. Ruhepotenzial sind die Kaliumionen maßgebend. Im Außenbereich der Zellen sind dagegen Natriumionen in höherer Konzentration vorhanden. Die im Ruhezustand befindliche Membran ist für Na-Ionen kaum durchlässig. Erst durch eine bioelektrische Erregung der Zellmembran kommt es zum schnellen Einströmen der Na-Ionen (Na^+). Dadurch tritt eine Abnahme (Depolarisation) des (negativen) Ruhepotenzials ein, der Schwellenwert wird überschritten und das Membranpotenzial erreicht während dieser Phase positive Werte. Dieses sog. Aktionspotenzial erreicht eine Spannung von ca. 60 mV.

Menstruationsschmerzen: Schmerzen während der Regelblutung.

Metabolismus: Veränderung durch den Stoffwechsel.

Metallimplantat: Knochen- oder Gelenkersatz aus Metall (Stahl, Titan), auch Zahnersatz (Gold).

Migräne: anfallsartig auftretende, pulsierende Kopfschmerzen, meist halbseitig. Bekannt sind ca. 16 Migränearten. *Symptome:* Erbrechen, Sehstörungen, neurologische Ausfälle, Licht- und Lärmempfindlichkeit.

Mikrozirkulation: Blutzirkulation in den Haargefäßen (Kapillaren).

Milchsäure: Alphahydroxypropionsäure, Laktat. Bildet sich aus Milchzucker und entzieht dem Casein das Kalzium.

Mittelohrgeschwulst: siehe Cholesteatom.

Morbus Perthes: Form einer Knochennekrose. Ursache unbekannt. *Symptome:* starkes Hinken, Bewegungsschmerz.

Morbus Sudeck: Dystrophie bzw. Atrophie von Extremitäten (besonders Hand und Unterarm). *Symptome:* Schwellungen, feuchte Haut, starker Ruheschmerz, Entkalkung, Versteifung der betroffenen Gelenke.

Morphine, endogene: siehe Endorphine.

motorisch: der Bewegung dienend.

motorische Endplatte: Verbindung von Nerven zu Muskelfasern. Überträgt elektromagnetische Impulse, welche die Muskeltätigkeit auslösen.

multiple Krankheitsbilder: Mehrfacherkrankungen.

multiple Sklerose (MS): Entzündung des zentralen Nervensystems. Ursache unbekannt, vermutlich durch eine Virusinfektion. *Symptome:* Gleichgewichtsstörungen, Lähmung verschiedener Funktionen, Schluckstörungen, Depression.

Muskelatrophie: siehe Atrophie.

Muskelkater: kleine Muskelfaserrisse, meist nach Überbeanspruchung einzelner Muskelgruppen. *Symptom:* Schmerzen.

Muskelkontraktion: Beweglichkeit des Muskels.

Myalgie: verbreiteter oder lokalisierter Muskelschmerz aufgrund von Überanstrengung, bei Haltungsschäden, Infektions- und Autoimmunerkrankungen sowie rheumatischen Erkrankungen.

Myasthenie: Muskelschwäche.

Myogelose: Muskelverhärtung aufgrund schlechter Durchblutung.

Natrium: chemisches Element (Zeichen Na), reagiert heftig mit Sauerstoff und Wasser. Im Äußeren der Zelle sorgt ein aktiver Natriumtransport für das erforderliche Konzentrationsgefälle und gewährleistet die Erregbarkeit der Zelle (siehe Membranpotenzial).

Negativionen: negativ geladene Teilchen (siehe Ionen).

Nephritis: Nierenentzündung, akut oder chronisch. *Symptome:* akute Ödeme, arterielle Hypertonie, Niereninsuffizienz.

Nephrosklerose: Verkalkung der Nierenarteriolen (Arteriosklerose). *Symptome:* Schrumpfniere, Niereninsuffizienz, Nierenversagen.

Neuraltherapie: Behandlung von Störfeldern und Blockaden bei nerval bedingten Ursachen.

Neurathenikerring: Begriff aus der Irisdiagnose. Sichtbares Anzeichen einer psychovegetativen Störung.

Neuritis: Nervenentzündung.

Neuritis caudae equinae: Nervenentzündung im unterem Wirbelsäulenbereich.

Neuron: Grundheinheit des Nervensystems, Nervenzelle.

Neurotransmitter: siehe Botenstoff.

Nierenbeckenentzündung: Entzündung des Nierenbeckens durch bakterielle Infektion. *Symptom:* ausstrahlende Schmerzen in der Nierengegend.

Nogier: entwickelte eine spezielle Akupunktur- (Ohrakupunktur) und Diagnostikmethode (Pulsdiagnostik).

Noradrenalin: Hormon, Neurotransmitter, steigert den Blutdruck und senkt die Pulsfrequenz. Vorkommen im Nebennierenmark und im sympathischen Nervensystem.

Nosode: Arzneimittel aus der Homöopathie. Wird aus den Substanzen hergestellt, die als Auslöser der zu behandelnden Krankheit gelten. Vgl. Homöopathie.

Oberhaut: siehe Epidermis.

Obstipation: Verstopfung, defekte Darmmotorik.

Ödem: Ansammlung von Flüssigkeit im Gewebe (z.B. in Haut und Schleimhaut).

Ohrakupunktur: Akupunkturmethode, bei der bestimmte Punkte am Ohr gestochen werden. Vgl. Nogier.

Organverpilzung: starker Pilzbefall einzelner Organe.

Östrogen: Hormon, wird in den Eierstöcken gebildet und über die Nieren ausgeschieden. Steuert gemeinsam mit Gestagen alle weiblichen Reproduktionsprozesse. Therapeutischer Einsatz bei klimakterischen Beschwerden und Osteoporose.

Orthopädie: Fachgebiet der Medizin, das sich mit Störungen des Bewegungs- und Stützapparates befasst.

Osseointegration: Einheilung in den Knochen.

Osteoarthritis: vom Knochen aus auf ein Gelenk übergreifende Entzündung. *Symptome:* Schmerzen, Bewegungseinschränkung.

Osteoblasten: Knochen bildende Zellform.

Osteochondrosis (Morbus Scheuermann): Knochen- und Knorpeldegeneration. Herauslösung von Knochen- und Knorpelteilen aus einer Gelenkfläche. Symptom: Bewegungsschmerz.

Osteofibrom: Tumor aus Knochen- und Bindegewebe. *Symptome:* Schmerzen und verstärkte Frakturneigung.

Osteoklasten: vielkernige Zellen, die Knochenmasse abbauen.

Osteomyelitis: Knochenmarkentzündung. *Symptome:* Schwellung, Schmerzen, Fieber, Schüttelfrost.

Osteoporose: Verlust der Knochendichte aufgrund eines Defekts innerhalb der Regulationsfunktion von Osteoblasten und Osteoklasten. Durch eine vermehrte Aktivität der Osteoklasten kommt es zum Abbau der Knochensubstanz.

Osteotomie: Durchtrennung von Knochen, um Fehlstellungen auszugleichen.

Ostitis: Knochenentzündung. *Symptome:* siehe Osteomyelitis.

oxidativer Prozess: Übergang eines Metalls vom elementaren in den Ionenzustand oder eines Nichtmetalls vom Ionenzustand in den elementaren. Als Atmung oder Gärung von wichtiger Bedeutung.

Palladium: chemischer Grundstoff (Zeichen PD), Edelmetall silberweißer Färbung.

Papillarkörper: die mit Papillen (kleine Erhebungen) versehene Oberschicht der Lederhaut.

Paracelsus: Begründer der pharmazeutischen Chemie.

Parasiten: Kleinstlebewesen, die auf Kosten anderer organischer Funktionen im Gewebe und im Blut leben. Nisten sich bei den sog. Parasitenwirten z.B. in Bindegewebstaschen oder Gewebehöhlen ein. *Symptome:* häufig Müdigkeit, selten organische Befunde, meist Mangelerscheinungen.

Parasympathikus: Teil des vegetativen Nervensystems im Mittelhirn. Gegenstück zum Sympathikus. Beeinflussung der Gefäßerweiterung, Darmmotorik, Sexualfunktion, Schweiß- und Tränendrüsen.

Parese: Teillähmung.

Parodontologie: zahnheilkundliches Fachgebiet für den Bereich Zahnbetterkrankungen.

Parodontose: nichtentzündliche Zahnbetterkrankung, Verlust der Zahnbettsubstanz. *Symptome:* Schwellung und Blutung im Zahnbettbereich, Zahnbeweglichkeit.

passive Bewegungstherapie: Bewegung von Gliedmaßen bzw. Körperteilen durch Geräte (nicht durch eigene Körperkraft). Teil der physikalischen Therapie.

Peeling: Lösen von abgestorbenen Hautzellen der Oberhaut, die sich dann wieder erneuern. Wird als kosmetische Anwendung auch künstlich herbeigeführt.

Pendel: Testung in verschiedenen Bereichen (Störfelder, Belastungen usw.) mittels eines hin- und herschwingenden Gegenstandes.

Periarthritis: Entzündung des Gewebes im unmittelbaren Gelenkbereich.

Periost: Knochenaußenhaut. Gegenstück zu Endost.

Permanentmagnet: Magnet mit einer statischen, ständigen, nicht pulsierenden magnetischen Feldentwicklung.

Peronäuslähmung: Nervenlähmung und Lähmung der Streckmuskulatur von Fuß- und Zehenrücken infolge Unfall, Drucklähmung durch Gipsverband, Sportverletzung u.a. *Symptome:* Spreiz- und Schleifgang, Sensibilitätsstörungen im Fußbereich.

Phagozyten: Fresszellen mit intrazellulärem Abbau.

Photonen: Energiequanten der elektromagnetischen Strahlung. Bewegen sich innerhalb der elektromagnetischen Wellen mit Lichtgeschwindigkeit.

Physiotherapie, physikalische Therapie: Behandlung physiologischer Störungen mit naturgegebenen Mitteln: Massage, Bäder, Wasser, Wärme, Kälte, Licht, Luft, Krankenymnastik, Elektrotherapie, Magnetfeldtherapie.

Piezoeffekt (Piezoelektrizität): Veränderung des elektrischen Potenzials der Knochen als Reizwirkung auf das Oberflächenpotenzial (Knochenbildung).

Pigmentierung: Sichtbarmachung von körpereigenen und körperfremden Farbstoffen, z.B. auf der Haut.

Pinealorgan: siehe Epiphyse.

Polarität, Polarisation: Verschiebung elektrischer Ladung durch die Wirkung eines elektrischen Feldes mit Entstehung von Dipolen.

Polaritätsschaltung: Initiale als Auslöser einer Polarisation.

Polaritätswechsel, Polaritätsumschaltung: Wechsel zwischen zwei Polen.

Polyarthritis: gleichzeitige Entzündung mehrerer Gelenke. Rheumatische Erkrankung. *Symptome:* Deformierung von Gelenken, Schmerzen, Versteifung.

postoperativer Zustand: Zustand nach einer Operation.

posttraumatischer Zustand: Zustand nach einem Unfall oder einer Verletzung.

Prävention: Maßnahmen, die der Vorsorge bzw. Vermeidung (von Krankheiten) dienen.

Prellung: siehe Kontusion.

Progesteron: Hormon, wird in der Plazenta und in der Nebennierenrinde gebildet. Wirkt zusammen mit Östrogen auf die weiblichen Regelkreise.

Prolaktin: Hormon aus der Hypophyse, wirkt auf die Milchproduktion der Brustdrüse.

Prostatitis: Entzündung der Prostata durch eine Infektion. *Symptome:* Schmerzen beim Wasserlassen, bei akuter Prostatitis auch Harnverhaltung möglich.

Protein: siehe Eiweiß.

Pseudarthrose: Ausbleiben der knöchernen Verbindung bei einer Fraktur, Bildung eines falschen Gelenks. *Symptome:* Bewegungsschmerz, abnorme Beweglichkeit.

pulsierendes Magnetfeld: zyklischer Impulsaufbau eines magnetischen Feldes.

Quantenphysik: Lehre über die Quanten. Strahlungsenergie besteht aus einzelnen Elementarmengen.

Radiologie: Strahlenkunde, Einsatz von Strahlen zur Therapie oder Diagnose.

Reflexzonentherapie: siehe Druckpunktmassage.

Regeneration: Heilung, Wiederherstellung, Kräftigung, Ersatz.

Rehabilitation: Maßnahme zur Wiederherstellung der körperlichen und geistigen Leistungsfähigkeit.

Resonanz: Widerhall, Schallverstärkung. Entsteht bei gleicher Schwingung von mindestens zwei gleichzeitig schwingenden Systemen.

Retina: Netzhaut des Auges. Der lichtempfindliche Teil der Retina enthält u.a. die Sinneszellen und dient der Sensorik des Auges.

Rezidiv: Rückfall. Wiederauftreten einer Krankheit nach deren symptomatischer Ausheilung.

rheumatische Erkrankungen: fließende, ziehende, reißende Schmerzen. Vielzahl von verschiedenen (entzündlichen und degenerativen) Krankheitsbildern. Betroffen können sein: Gelenke, Knochen und Knorpel, Muskulatur, Weichteile und Wirbelsäule. *Symptome:* Schmerz, Steifigkeit und Deformierung der Gelenke.

Rotlicht(bestrahlung): wird als Strahlenbehandlung entweder in seiner thermischen (wärmespendenden) Eigenschaft oder als energiemedizinische Behandlung eingesetzt, siehe Farbakupunktur. Dabei gilt Rot als stimulierend bzw. tonisierend.

Sauerstoff: chemisches Element (Zeichen O), in der Luft enthaltenes Gas, das für die meisten Lebewesen lebensnotwendig ist. Wird über das Hämoglobin aufgenommen. Wichtige Zellnahrung.

Sauerstoffpartialdruck: Teildruck (pO_2), unter dem Sauerstoff im Blut gelöst ist. Zuständig u.a. für das Entquellen der Kapillaren innerhalb der Mikrozirkulation, leitet dadurch die Durchlässigkeit der Kapillarwand für Sauerstoffionen ein.

Sauerstoffsättigung: Anteil des gesättigten Hämoglobins am Gesamthämoglobin.

Sauerstofftherapie: naturheilkundliche Behandlungsform.

Sehnenentzündung (auch Tendopathie): Entzündung der Sehnen oder Sehnenscheiden aufgrund von Überlastung, Sportverletzungen, Stoffwechsel- und Durchblutungsstörungen.

Sehnenscheidenentzündung: siehe Sehnenentzündung.

Sekretion: Absonderung z.B. von Flüssigkeit.

Serotonin: biogenes Amin, Neurotransmitter im Hypothalamus. Wirkt auf die Erregung der Muskulatur und die Erweiterung von Arteriolen. Steht in Zusammenhang mit Melatonin. Die Freisetzung von Serotonin verursacht vermutlich Migräne.

Sinusitis: akute oder chronische Entzündung der Nasennebenhöhlen, vielfach durch Strepto- und Staphylokokken verursacht. *Symptome:* Behinderung der Nasenatmung, Kopfschmerzen, allgemeine Mattigkeit.

Skoliose: S-förmige Verkrümmung und Verdrehung der Wirbelsäule bzw. Wirbelkörper. *Symptome:* Haltungsfehler, gebückter Gang, Schmerzen.

Somatotropin (STH): Wachstumshormon, beeinflusst u.a. die DNA-Synthese und den Blutzuckerspiegel.

Spannungspotenzial: siehe Membranpotenzial.

Spannungsschmerz: Muskelkontraktionskopfschmerz, oft auch psychogen bedingt, häufig in Verbindung mit Migräne.

Spastik: gesteigerte Muskeleigenreflexe mit Muskeltonuszunahme.

Spondylitis ankylosans (Morbus Bechterew): rheumatische, chronisch entzündliche Erkrankung der Wirbelsäule und verschiedener Gelenke. *Symptome:* Morgensteifigkeit, LWS-Ruheschmerz, Versteifung der Wirbelsäule.

Spongiosa: Knochensubstanz, Knochenmasse.

Spongiosaplastik: Ersatz von Knochensubstanz durch Transplantation körpereigener Knochenmasse. Stabil nur durch Osteosynthese, z.B. über magnetische Felder.

Sportphysiotherapie: Fachgebiet im Bereich der Physiotherapie bei Sportverletzungen.

Spulen (Applikatoren): Rundkörper. Direktes Übertragermedium von elektromagnetischer Kraft.

Stabmagnet: siehe Permanentmagnet.

Staubeschwerden: Beschwerden aufgrund von Flüssigkeitsansammlungen im Gewebe (meist in den Beinen). *Symptome:* Schwellung, Ödem, Schmerzen.

Stauungsödem: siehe Ödem.

Stirnhöhlenkatarrh: siehe Sinusitis.

Störfelder, Störzonen: siehe geopathologische Störfelder, technische Störfelder. Körperbezogene Störfelder entstehen z.B. durch Narben, toxische Belastungen im Gewebe.

Stoffwechsel (auch Metabolismus): bezeichnet den gesamten Abbau und die Umwandlung von Nahrungsmitteln und Sauerstoff in körpergerechte Bioenergie.

Strahlenschäden: Schäden durch falsche oder überhöhte Dosierung einer therapeutisch bzw. diagnostisch eingesetzten Strahlentherapie.

Strahlentherapie: siehe Radiologie.

Stresssyndrom, chronisches: Störungen, die durch physischen oder psychischen Druck oder nach leistungsabhängigen Stresssituationen entstehen. *Symptome:* Müdigkeit, Nervosität, Spannungsschmerzen, Leistungsschwäche, Konzentrations- und Denkstörungen, Aggression, Phobien, Depressionen, Suizidwunsch, Kontaktstörungen.

Subcutis: Unterhaut. Enthält fast den gesamten Fettanteil der Haut.

Subluxation: teilweise Verrenkung von Gelenken.

Sudeck'sche Dystrophie: siehe Morbus Sudeck.

Suggestion: Übertragung von Affekten bzw. Befehlen zur Durchführung derselben (z.B. durch Hypnose).

Sympathikus: Teil des vegetativen Nervensystems. Wirkung auf das Schmerzempfinden der Eingeweide, Blutdruckanstieg, Sekretion innerer Drüsen.

Synergie: Zusammenwirken von Eigenschaften, Vorgängen, Muskeln, Drüsen usw.

Synthese: Verbindung von verschiedenen Stoffen bzw. Elementen.

TCM: Abkürzung für **T**raditionelle **C**hinesische **M**edizin

technische Störfelder: elektrische, magnetische oder radioaktive Strahlen (z.B. Elektro-Magnetosmog), Mikrowellen, Funkwellen (z.B. Mobilfunk, starke Sendeanlagen und Amateurfunk).

Teebaumöl: ölhaltiges Sekret des Teebaumes, gilt als Pflegemittel, auch pilzhemmend.

Teilflächenapplikatoren: siehe Spulen (Applikatoren)

Terminalpunkte: Meridianpunkte bzw. Akupunkturpunkte, die den körpereigenen Energiefluss messtechnisch nachweisen.

Tesla: Physiker. Maßeinheit für magnetische Feldstärke bzw. Flussdichte. Siehe Tabelle Seite 110.

Tetracyclin: Antibiotikum, eingesetzt z.B. bei Akne, Infektionen von Mund und Rachen usw.

Thermografie: Verfahren, das die Wärmeabstrahlung des Körpers bildlich darstellt.

Thrombozyten: Blutplättchen. Dienen hauptsächlich zur Aufrechterhaltung der Hämostase (Blutgerinnung und Blutstillung).

Thrombozytopenie (auch Thrombopenie): Mangel an Thrombozyten. *Symptome:* starke Verletzungsblutungen, Schleimhautblutungen, kleine Blutergüsse.

Thymuspunkt: primäres Organ des lymphatischen Systems. Bildung von wichtigen Thymusfaktoren zur Aufrechterhaltung der Zellimmunität und mit Einfluss auf Wachstum und Knochenstoffwechsel.

Tonus: Anspannung z.B. von Muskeln, Gefäßen oder Nerven.

Torsion: Drehung.

Toxine: giftige Substanzen, die Vergiftungserscheinungen auslösen.

Transmitter: siehe Neurotransmitter.

Triggerpunkte: Reizpunkte, die Schmerzen auslösen. Dienen zur Diagnose verschiedener Krankheiten.

Tumor: Geschwulst, lokalisierte Anschwellung von Organen oder Gewebe durch eine abnorme Zellentwicklung. Einteilung nach langsam wachsenden bzw. schnell wachsenden und metastasierenden sowie nach gutartigen bzw. bösartigen Tumoren.

Übertragerspule: spezielle Metallspule, die zur verstärkten Übertragung magnetischer Felder bei Knochenheilung implantiert wird. Bei der Anwendung der optimierten Form der Magnetfeldtherapie wird jedoch inzwischen auf die Implantation einer Übertragerspule weitestgehend verzichtet.

Ulcus cruris: Unterschenkelgeschwür, häufig bei Diabetikern. *Symptome:* offene Wunde, meist stark nässend, sehr therapieresistent.

Uterusmyom (auch Myoma uteri): gutartige Gebärmuttergeschwulst. *Symptome:* u.U. Menstruationsschmerzen, Dysmenorrhö.

Varikose: Bildung von Krampfadern.

vedische Kost: spezielle vegetarische Kost nach aryuvedischen Grundrezepten. Unterstützend zur Entschlackung und Entgiftung.

Vegetativum: vegetatives Nervensystem

Venenentzündung (auch Phlebitis): entzündliche Reaktion der Gefäßwand. *Symptome:* Schwellung, Wärmegefühl.

Venenstau: anatomisch bedingte venöse Abflussbehinderung.

Verätzung: Einwirkung von Säuren und Laugen, meist an Haut und Schleimhäuten.

Verbrennung: thermische Gewebeschädigung infolge externer (z.B. direkte Flammeneinwirkung) oder interner (z.B. Elektrounfall) Hitzeeinwirkung. Es gibt drei Verbrennungsgrade.

Verhärtung (auch Hartspann, Myogelose): knoten- oder wulstförmige Veränderungen (Muskulatur, Haut usw.). *Symptome:* Schmerzen, harte Knoten in den Muskelbereichen.

Verspannung: Muskelverspannung, meist aufgrund mangelhafter Durchblutung, siehe Verhärtung.

Verstauchung: siehe Distorsion.

Viskosität: Zähigkeit einer Flüssigkeit, wichtig für das Strömungsverhalten der Flüssigkeit.

Vitalisierung: Erhöhung der Lebenstüchtigkeit.

Vitalitätsverlust: Minderung der Lebenskraft.

Vitamine: Bausteine des Lebens, werden durch die Nahrung aufgenommen. Eingeteilt in wasserlösliche und fettlösliche Vitamine. Als dritte Gruppe gelten auch essenzielle Fettsäuren (Vitamin F).

Vitamin D: fettlösliches Vitamin, auch Sonnenvitamin genannt. Synthese durch Sonnenlicht. Wichtig für den Calziumeinbau.

Voltaren: entzündungshemmendes, schmerzstillendes Medikament.

Wasseradern: unterirdische Wasserläufe.

Wellness: engl. Wohlbefinden, Wohlgefühl.

Wetterfühligkeit: Reaktion auf Veränderungen des Klimas, Luftdrucks oder der Temperatur. *Symptome:* Kopf- oder Gliederschmerzen, Stimmungsschwankungen, Mattigkeit.

Wirbelkörpereinbrüche: Frakturen der Wirbelkörper, meist als Folge einer Osteoporose.

Wirbelsäulensyndrom, lumbales: Erkrankung der Lendenwirbel.

Wobbeleffekt: zyklische oder azyklische Bewegung bestimmter Impulse innerhalb vorgegebener Zeiteinheiten.

Wurzelbeinsyndrom: Reizung im Bereich der Nervenenden (Ischiasbereich). *Symptome:* Rückenschmerzen, Parästhesien.

Zelle: kleinste Form einer Funktionseinheit des Organismus. Hauptaufgabe ist die Verstoffwechselung von Nährstoffen und Sauerstoff zu Zellenergie. Magnetismus ist maßgeblich daran beteiligt (siehe Membranpotenzial und Zellstoffwechsel).

Zellenergie: Energie, die aus dem Zellstoffwechsel resultiert.

Zellkern: außer den Erythrozyten enthält jede Zelle einen oder auch mehrere Zellkerne. Der Zellkern ist von einer Zellkernmembran umgeben.

Zellmembran: dünnes Häutchen, das als äußere Schicht die Zelle umgibt. Die Hauptaufgaben liegen im Stoffwechsel durch Einschleusen von Nährstoffen und Sauerstoff (Ionen, kleine Moleküle) über die Oberflächenspannung und die Eiweißkanäle sowie im Erkennen gleichartiger Zellen zum Zellkontakt. Die Zellmembran ist Träger von Rezeptoren und der Antigeneigenschaft der Zelle. Sie ist ca. 8 nm dick. Siehe auch Membranpotenzial.

Zellmembranpotenzial: siehe Membranpotenzial.

Zellspannung: siehe Membranpotenzial.

Zellstoffwechsel: Zwischenstoffwechsel, dient der Zellenergiegewinnung. Reaktionsfolge ist der Zitronensäurezyklus.

Zelltod (auch Nekrose): Absterben der Zelle(n).

Zellulitis: nicht entzündliche Degeneration der kollagenen und elastischen Fasern des Bindegewebes vor allem im Bereich der Oberschenkel. *Symptom:* Orangenhaut.

Zell-zu-Zell-Kommunikation: Austausch von Informationen der Zellen untereinander, z.B. genetischer Informationen.

zentrales Nervensystem (ZNS): Nervensystem des Gehirns und des Rückenmarks.

Zentrifugalkraft (auch Fliehkraft): Kraftwirkung weg vom Mittelpunkt, die durch eine Drehbewegung erzeugt wird.

Zink: chemisches Element (Zeichen Zn). Gilt als Steuerungsfaktor für wichtige körperliche Prozesse, z.B. Ausgewogenheit des Blutbildes und den Säure-Basen-Haushalt sowie die Erhaltung der Zellen (Synthese der DNS).

Zirbeldrüse: siehe Epiphyse.

zirkadianer Rhythmus: Wach- und Schlafrhythmus, steuert u.a. den Hormonhaushalt.

Zwischenblutungen: Zusatzblutungen zwischen den Regelblutungen.

Zwischenhirn: Teil des Hirnstamms. Umschließt u.a. den Hypothalamus. Lebenswichtiger Teil des Hirns, der alle vegetativen Zentren (z.B. Stoffwechsel, Blutdruck, bestimmte Hormone) steuert.

Sachregister